● 国医大师程莘农院士推荐

实用五十穴

王宏才 黄凤 王晓珊

程莘农 款
二零零九年十二月

（第2版）

西安交通大学出版社
XI'AN JIAOTONG UNIVERSITY PRESS

图书在版编目(CIP)数据

实用 50 穴 / 王宏才等编著 . —2 版 . —西安:西安交通大学出版
社,2013.8

ISBN 978 - 7 - 5605 - 5428 - 0

Ⅰ.①实…　Ⅱ.①王…　Ⅲ.①针灸疗法—穴位　Ⅳ.①R224.2

中国版本图书馆 CIP 数据核字(2013)第 161945 号

书　　名	实用 50 穴(第 2 版)
编　　著	王宏才　黄　凤　王晓珊
责任编辑	李　晶　郭泉泉
出版发行	西安交通大学出版社
	(西安市兴庆南路 10 号　邮政编码 710049)
网　　址	http://www. xjtupress. com
电　　话	(029)82668357　82667874(发行中心)
	(029)82668315　82669096(总编办)
传　　真	(029)82668280
印　　刷	陕西宝石兰印务有限责任公司
开　　本	787mm×1092mm　1/16　印张 14.125　字数 229 千字
版次印次	2013 年 8 月第 2 版　　2013 年 8 月第 1 次印刷
书　　号	ISBN 978 - 7 - 5605 - 5428 - 0/R・303
定　　价	34.00 元

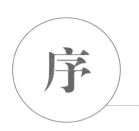

序

Preface

古谚云："一针二灸三用药"。一方面是说过去人们生病后首先考虑用针治疗，而后是灸法，最后才用药；另一方面，也说明针灸术一直是历代医疗卫生的主流疗法。

针灸历史悠久，起源于砭石疗法，可以追溯到距今约 8 000~4 000 年前的新石器时代。针灸疗法是祖国医学宝贵遗产的一部分，也是我国特有的一种民族医疗方法，千百年来，对中华民族的健康和繁衍做出了巨大的贡献，直到今天，仍为广大群众所信赖并广泛接受。

针灸疗法具有独特的优势，有广泛的适应性，疗效迅速显著，操作方法简便易行，医疗费用经济，副作用极少。远在唐代，中国针灸就已传播到日本、朝鲜、印度、阿拉伯等国家和地区。到目前为止，针灸已经传播到世界 160 多个国家和地区，为保障全人类的生命健康发挥了重要的作用。针灸已走向世界，成为世界医学不可分割的组成部分。

漫长的针灸发展历史中，发现了众多的穴位，单单经穴就有 360 余个，如果加上奇穴、经验穴等则难计其数。如何尽快掌握针灸临床上最基本最常用的穴位，对针灸初学者来说是极为需要的。宏才等先生长期从事针灸教学临床工作，曾得郭诚杰、郑魁山、程莘农等针灸大家真传，学验俱丰。为了更好地指导后学，他广纳诸家观点，结合个人学习经验，参考《中华人民共和国针灸穴典》专项临床研究成果，确定了 50 个临床常用穴位，并从最新研究、特点总结、小经验及文献记载主治等 4 个方面进行详细论述，深入浅出、提纲挈领、风格独特。全书紧扣临床，内容精炼，实用性强，是近年众多针灸书籍中难得的好书。今有缘先阅为快，欣然为序。

北京中医药大学针灸学院院长 博士生导师

赵百孝教授

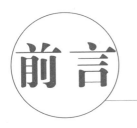 Foreword

浓缩"中华人民共和国针灸穴典"专项研究之精华
总结单穴作用之特点
用最简便的方法防治疾病

　　针灸的神话可能起源于一个故事。2000 多年前，一位名叫扁鹊的名医有一天路过虢国，恰好虢太子昏厥不醒，举国上下正在进行大规模的祈祷活动。扁鹊向太子的侍从官了解情况后，用一根针刺入百会穴使太子"起死回生"。这是针灸最早的案例之一，也是针灸神奇文化产生的根源之一。

　　针灸真的能"起死回生"吗，文献记载的几百个穴位真的都灵验吗？对这一问题的回答要一分为二。针灸之所以能延续几千年，并能穿透不同的文化背景，在世界上 160 个国家传播和发展，说明有她独特的医学价值和生命智慧。然而，任何一门医学都不是完美的，针灸的作用也不能肆意夸大。我们要客观地评价针灸，科学地使用针灸。这正是本书的一个思想基础。

　　在我们数十年针灸对外培训的实践中，经常有外国学者发问：在人体密密麻麻的几百个穴位中，哪些穴位最实用？穴位和穴位之间作用的相对特异性是什么？我们希望用科学研究的结论来回答这些问题。

　　我们所确认的 50 个最有用穴位，首先基于较为可靠的文献基础和临床实践基础，此外，还要有较权威的实验研究结论支持。对每个穴位的介绍主要包括 4 个部分：在"最新研究"部分，主要介绍多中心随机对照研究所得出的结论，这些研究有着较规范的科研设计，是历时 4 年《中华人民共和国针灸穴典》专项课题研究的浓缩，也是本书权威性的保障。在"特点总结"部分，我们对每个穴位的作用规律作了提炼和概括。比如阴陵泉除湿，丰隆祛痰，曲池用于皮肤病，足三里提高免疫力作用，次髎对妇科疾病的作用，等等。此外，为了使本书所介绍 50 个穴位的知识具备一定的完整性，我们还搜列了每个穴位的"文献记载主治"。对每个单穴运用的一些个案"小经验"，也做了适当的介绍。期望本书内容对针灸的国际化传播及广大针灸爱好者有所裨益。

在本书付梓之际，我们要特别感谢国医大师程莘农院士，北京中医药大学针灸学院院长、中国针灸学会教育委员会副主任委员、耳穴诊治委员会主任委员赵百孝教授对本书的大力支持；感谢中国北京国际针灸培训中心的韩彬、刘朝晖、孟宏、魏立新、金春兰等专家以及西安交通大学出版社王强虎主任、李晶编辑对本书作出的贡献。本书不足之处在所难免，恳请各位读者提出宝贵意见，以便今后修改提高。

王宏才

目录
Contents

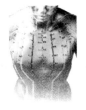

实用50穴

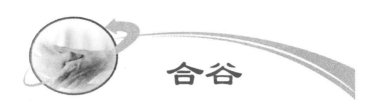

合谷

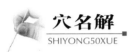

穴名解
SHIYONG50XUE

　　合，有交结、合拢的意思；《黄帝内经》载：肉会合的地方叫"谷"。这个穴位在手背第1、2掌骨之间，当拇指与食指相并合拢时，手背肌肉形成的最高点，称为合谷。

　　定位：在手背，当第2掌骨桡侧的中点处。（图1）

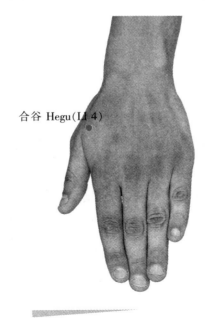

合谷 Hegu（LI 4）

图 1

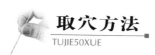

取穴方法
TUJIE50XUE

1. 以一手的拇指指间关节横纹，放在另一手拇、食指之间的指蹼缘上，当拇指尖下是穴。（图2）

2. 当拇指与食指相并合拢时，手背第1、2掌骨之间，肌肉形成的最高点处。

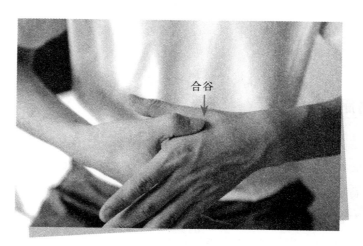

合谷

图2

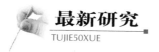

最新研究
TUJIE50XUE

针刺合谷穴对牙痛有着非常好的治疗作用。

牙痛（toothache）是一种临床常见的症状，它不仅与头面部感觉神经的生理有关，还与情感、疼痛行为、认知及心理因素相关。牙痛的成因复杂，西医认为牙痛大多由牙龈炎和牙周炎、牙周脓肿、龋齿（蛀牙）或折裂牙而导致牙髓（牙神经）感染，牙体过敏、干槽症、颌骨肿瘤、三叉神经痛等也可引起牙痛。西医多采用镇痛、消炎、填补龋洞或在局麻下用牙砧磨开牙髓腔作牙髓治疗。

中医认为牙痛多因平素口腔不洁或过食膏粱厚味、胃腑积热、胃火上冲，或风火邪毒侵犯、伤及牙齿，或肾阴亏损、虚火上炎、灼烁牙龈等引起。针灸治疗牙痛方便灵验。

取穴：痛牙对侧合谷穴。

针具：0.30mm×40mm 毫针，韩氏穴位神经刺激仪（型号 LH202H）。

操作：用 75%酒精棉球常规消毒，直刺进针 1 寸左右，提插捻转手法得气后，接韩氏穴位神经刺激仪，一极接针柄，另一极接电极板，固定在同侧经络的皮肤上，作为无关电极，刺激强度以患者能够耐受为度，起伏波，频率 30Hz，脉冲宽度 0.5ms，留针 20 分钟。

得气：是指当针刺入穴位后所产生的特殊感觉和反应。又称"针刺感应"，简称"针感"。得气标志是患者有酸、麻、胀、重的感觉，有时还可出现凉、热、痒、痛、触电、蚁行、水波等感觉，医生手下则有沉、紧、涩、滞的感觉。

结果：针刺合谷穴对牙痛有即刻镇痛作用，出针后长期效果较好。

在这一项研究中，选择的患者年龄在 18~60 岁，患有伴牙痛症状的牙周炎、智齿冠周炎，中医辨证属于虚火牙痛（所谓虚火牙痛，是指牙痛隐隐，时作时止，常夜晚加重，或长期轻微疼痛，齿龈微肿微红）。

在与针刺非合谷穴的随机对照试验中，结论证明合谷是治疗牙痛的第一要穴，可用于治疗各种原因引起的牙痛。

在没有医疗环境的条件下，可以采用指掐合谷来缓解牙痛，注意指力透向第 2 掌骨。

1997 年美国国立卫生院为针灸举行了一次历史性的评估会议，其中对针灸的作用有如下结论：

①化疗引起或手术后发生的恶心呕吐有效；

②多种痛证的疗效确切；

③针灸对戒烟、药物成瘾及治疗中风（脑卒中）后遗症、骨关节炎、哮喘等也值得应用。

镇痛机理：针刺合谷穴可能引起与疼痛相关的脑功能区的激活与抑制，调节核团间的相互作用及由此构成的神经传导通路。另有研究显示：针刺合谷穴可以激活内源性镇痛系统，促进阿片肽的释放，激活下丘脑-垂体活动，引起广泛的镇痛及其他生理效应。电针刺激合谷穴，可使手阳明大肠经的痛阈上升，激活血浆 β-内啡肽作用于全身而产生镇痛作用。

另一项临床研究显示：针刺合谷穴能增强子宫收缩能力，可用于治疗分娩过程中子宫收缩乏力。

子宫收缩乏力是指宫缩仍保持正常的对称性、节律性和极性，但宫缩弱而无力，持续时间短，间歇时间长或不规则，使胎先露对子宫下段及宫颈口压迫无力，即不足以使宫颈口以正常的速度扩张，造成产程延长或停滞，而导致母婴出现一系列并发症。子宫收缩乏力多因胎位不正、头盆不称、多次妊娠、双胎、羊水过多等因素而发生，同时，精神紧张者也可出现宫缩乏力。

> 《千金翼方》：产后脉绝不还，针合谷三分，急补之。

取穴：双侧合谷穴。

针具：0.30mm×40mm 毫针，韩氏穴位神经刺激仪（型号 LH202H）。

操作：双侧合谷穴常规消毒，针刺 25mm 左右，提插或捻转手法得气，针感向手臂方向传导。接韩氏穴位神经刺激仪，选择疏密波，频率为 2/100Hz，强度以患者耐受为度，留针 30 分钟。

结果：针刺合谷穴能增加子宫收缩强度、子宫收缩频率、子宫收缩力，缩短第 2 产程。

严格的多中心随机对照研究还显示：针刺双侧合谷穴有较好的镇痛作用，还可以缓解在治疗子宫乏力时，产妇的焦虑、恐惧、畏痛等心理紧张情绪。

文献记载主治参考
TUJIE50XUE

合谷穴除可用于牙痛和子宫收缩乏力外，据文献记载还可用于下列病症：

①头痛、目赤肿痛、鼻衄、面瘫、耳聋、牙痛等头面五官疾病；

②外感热病无汗或多汗，小儿腹泄、惊风等症；

③上肢疼痛，不遂；

④经闭、痛经等妇产科疾病；便秘、腹痛等症。

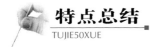
1. 合谷为手阳明大肠经原穴，是最有效、最常用的镇痛穴位，一直为历代医家所推崇，临床医生除用合谷治疗牙痛、子宫收缩痛之外，还多用其治疗头痛、三叉神经痛、腹痛、手臂疼痛等实证疼痛。

2. 可用于治疗与面部疾病有关的病症，如头面汗出、面瘫、扁桃体炎、张口困难、咽喉肿痛、迎风流泪等症。

《四总穴歌》：面口合谷收。

3. 可用于治疗月经不调、痛经、难产、胞衣不下等症，还可用于人工流产术的辅助手段。

4. 可用于治疗一切有关手、腕、肘关节等的疾病，如手、腕、肘疼痛，肱骨外上髁炎，手畸形等。

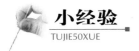
小经验
TUJIE50XUE

穴位注射合谷穴治疗哮喘 选定双侧合谷穴后局部常规消毒，用 2mL 一次性注射针筒及 6 号注射针头抽取 2mL 生理盐水，向穴位体表垂直进针，每穴各注射 1mL。每日 1 次，7 日为 1 疗程，临床治疗以 2 个疗程为宜。

按：合谷属手阳明大肠经的原穴。肺与大肠相表里，阳明气通，肺气肃降，则喘咳既除。故穴位注射合谷穴，可去除针刺留针之不便，避免晕针现象，且药物注射有慢性刺激穴位经气的作用，操作简便易行。

指针合谷穴治疗腹痛 令患者屈肘，手掌侧立，两掌心相对，手指自然放松呈微屈状态。施术者右手掌位于患者左手背外侧，左手掌位于患者右手背外侧，拇指均放在合谷穴处，然后双手拇指同时有节律地往下外侧按压，以患者产生强烈酸胀痛感为度。

按摩合谷可治疗呃逆 施术者中、无名指、小指环握患者食指，稍加牵引，使患者食指伸直，拇指相应握在患者第 2 掌指关节处掌侧正中（或背侧正中），食指稍屈，自然搭在患者合谷穴上，向患者第 2 掌骨方向按摩合谷穴。根据患者得气感调整按压点和力度。

按：呃逆即俗称之打嗝。呃逆是由于膈肌不自主地间歇性收缩，使空气突然被吸入呼吸道而引起，并伴声带闭合，而产生嗝声。合谷属手阳明大肠经穴位，与足阳明胃经相连，从经络传导上关系密切。且合谷穴较敏感，能够刺激中枢神经系统，对机体起调节作用，有利于解除膈肌痉挛。

在呃逆的过程中，胸腔、腹腔、颅腔内压力有不同程度的急剧升降。按摩治疗呃逆，手法简单易学，操作方便，无副作用，患者容易接受，临床疗效好。

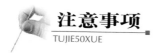

注意事项
TUJIE50XUE

合谷穴能引起子宫收缩，可使孕妇流产，因此，孕妇应当慎用，或在医生指导下应用。

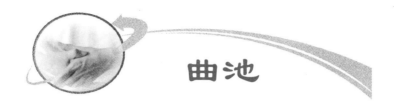

曲池

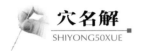

穴名解
SHIYONG50XUE

"曲"，即弯曲；"池"，即水池。曲池穴是人体十二经脉中手阳明大肠经的合穴，脉气流注此穴时，似水注入池中；又因为取这个穴位时，肘关节要屈曲，肘横纹头处有凹陷，形似浅池，故名曲池。焦会元所著《会元针灸学》载："曲池者，曲者曲肘之处也，池者阳经有阴气所聚，阴阳通化，治气亦能养阴，故名曲池。"

定位：屈肘，在肘横纹外侧端，当尺泽和肱骨外上髁连线中点。（图3）

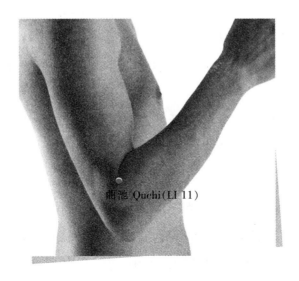

曲池 Quchi(LI 11)

图3

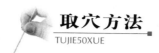

取穴方法
TUJIE50XUE

屈肘成 90°，肘横纹外侧端凹陷处是穴。

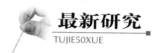

最新研究
TUJIE50XUE

曲池穴对高血压有较好的治疗作用。

高血压是指体循环动脉血压增高，是一种常见的临床综合征。可分为原发性高血压和继发性高血压。其致病原因复杂，多与饮食、情绪、遗传、吸烟等因素有关。1999 年世界卫生组织（WHO）公布的血压标准：成年人收缩压 ≥140mmHg，和（或）舒张压 ≥90mmHg 为高血压。

中医学并无高血压之称，因其病程长、临床表现复杂，多将高血压归于中医的"眩晕""头痛""中风""肝阳""肝风"等病症进行辩证论治。针灸对于服用各种降压药物未达正常血压，且血压波动幅度不大，收缩压在 140~180mmHg，舒张压在 90~110mmHg 之间者较适用。

高血压分类：

（1）原发性高血压：是以动脉血压升高，尤其是舒张压持续升高为特点的全身性、慢性血管性疾病。头痛、头晕、乏力是较常见的一般症状，晚期可出现心、肾、脑等脏器不同程度的器质性损害。一般临床所称高血压病即指原发性高血压。

（2）继发性高血压：是继发于某种疾病而引起的高血压，其血压升高仅是一种症状，所以又称症状性高血压。

取穴：双侧曲池穴。

针具：0.32mm×40mm 毫针，韩氏穴位神经刺激仪（型号 LH202H）。

操作：用 75% 酒精棉球常规消毒，直刺 24~36mm，行大幅提插捻转，得气后，选用波型为 2/100Hz，刺激强度为 10~20mA 电流，强度以患者能耐受为度，通电 30 分钟，每日 1 次，连续治疗 14 日。

结果：电针曲池穴对高血压病有一定疗效。

提插捻转：行针手法。针尖进入一定深度后，将针从浅层插向深层，再由深层提到浅层称为提插法，用拇、食指一前一后来回捻动针柄，称为捻转法。

研究进一步显示：电针曲池穴即时降低收缩压的效果较明显，即时降低舒张压效果次之。

作用机理：通过针刺曲池穴可以调节颈动脉窦和主动脉弓的压力感受器（血压感受器），使其传入冲动降低，使交感神经活动下降而迷走神经张力上升，从而使血压下降。

另一项临床研究显示：针刺曲池穴可以用于慢性荨麻疹的治疗。

慢性荨麻疹是临床上常见的皮肤病之一，属于 I 型变态反应性疾病，但其发病机制尚不清楚。目前西医对荨麻疹尚无特效疗法，多采用抗组胺类药物治疗，但易于反复，难以根治。

中医称荨麻疹为"瘾疹""风疹块""游风"等，多由素体虚弱，气血不足或因久病气血耗伤，血虚生风，气虚卫外不固，风邪乘虚侵袭人体所致。针灸治疗非胆碱能性、药物性荨麻疹，单纯性皮肤划痕症，发作 3 个月以上、每周发作 3 次或每 2 日发作 1 次的慢性荨麻疹效果明显。

取穴：双侧曲池穴。

针具：0.3mm×40mm 毫针，韩氏穴位神经刺激仪（型号 LH202H）。

操作：用 75% 酒精棉球常规消毒，垂直快速刺入 25mm 左右，不捻转，电极分别接在左右曲池穴针柄上，波型选用密波，频率 50~100Hz，每次 60 分钟，每周 6 次，疗程 28 日。

结果：曲池穴是祛风止痒及对慢性荨麻疹有特异性治疗作用的腧穴之一。

电针曲池穴对患者风团数量、风团大小、瘙痒程度、皮肤划痕程度、每周发作次数及持续时间均有所改善。

作用机理：补体 C_3 与慢性荨麻疹的发生有密切的关系，针刺曲池穴能相应提高患者的补体 C_3 水平，可以用于预防及治疗荨麻疹。

曲池穴为大肠经的合穴，肺与大肠相表里，肺主皮毛，针刺曲池穴可以宣通肺气、解肌透表、调和营卫，因而可以治疗皮肤疾病。

文献记载主治参考

TUJIE50XUE

1. 热病，咽喉肿痛，齿痛，目赤肿痛，腮肿，头痛，眩晕，癫狂，小儿惊厥。

2. 上肢不遂，手臂肿痛，膝痛，腰扭伤。

3. 瘾疹，瘰疬，颈痈，水痘，带状疱疹，乳痈。

4. 哮喘，腹痛，吐泻，月经不调。

特点总结

TUJIE50XUE

1. 曲池穴为手阳明大肠经合穴，是治疗皮肤病的首选穴，临床常用于荨麻疹、水痘、湿疹、带状疱疹、疥疮、银屑病、各种皮肤脓肿、麦粒肿、网状淋巴管急性炎、淋巴结结核、慢性淋巴结炎等症。

2. 曲池穴可用于治疗一些热性病症，如高热、惊厥、癫狂、高血压、乳腺炎等。

3. 曲池穴还可治疗肘、膝关节病变，如肱骨外上髁炎、膝关节炎、关节肿痛等症。

小经验

TUJIE50XUE

针刺曲池治疗麦粒肿　李×，男，35岁，左眼红肿2天，于2006年6月来诊治，左眼下睑红肿，有局限性硬结约0.3cm，有明显压痛，球结膜有轻度充血水肿，舌质红，舌苔微黄，脉弦，诊断为左眼下睑麦粒肿，取左侧曲池穴局部消毒后，用0.25mm×40mm毫针向下快速刺入曲池穴内，进针10mm左右，不捻转，不留针，快出针，然后用手挤压穴位周围，使从针孔流出6~10滴血，放血后患者言其左目有凉感。次日硬结缩小，又照上法针刺1次，加耳尖放血9滴即愈，愈后未复发。

按：曲池穴有疏风散热的作用，此穴放血有疏泄眼部火毒，清热凉血之功。耳尖穴为治疗目赤肿痛的经验穴，配合使用疗效更为显著。

> 《甲乙经》："目不明，腕急，身热，惊狂，躄痿，瘖，痰疟"。

针刺曲池治疗急性腰肌扭伤 用 0.30mm×40mm 毫针，直刺曲池穴 30mm 左右，得气后用平补平泻法，留针 30 分钟，每隔 10 分钟行针 1 次。在行针期间嘱患者活动腰部，针刺时患者坐在靠背椅上，有利于站起活动。

> 《肘后歌》："腰背若患幸急风，曲池一寸五分攻"。

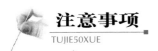

注意事项
TUJIE50XUE

因曲池穴有降低血压的作用，故临床应用时，低血压患者慎用，或在医生指导下使用。

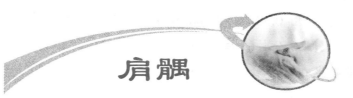

肩髃

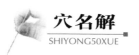

穴名解
SHIYONG50XUE

　　肩，即肩部；髃，骨间陷隙也。穴在肩端，即在肩端部肩峰与肱骨大结节之间的凹陷中，故名肩髃。

　　定位：在肩峰下缘，当肩峰与肱骨大结节之间，三角肌上部中央。（图 4）

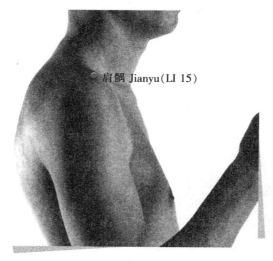

肩髃 Jianyu(LI 15)

图 4

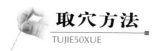

取穴方法
TUJIE50XUE

1. 臂外展或平举时，肩部出现两个凹陷，当肩峰前下方凹陷处。

2. 垂肩，锁骨肩峰端前缘直下约 2 寸，当骨缝之间，本经循行路线上是穴。

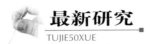

最新研究

肩髃穴对肩关节周围炎有良好的治疗作用。

肩关节周围炎俗称"冻结肩""漏肩风"，是肩关节周围肌肉、肌腱、韧带、筋膜等软组织的病变。发病原因目前尚不清楚，多见于 50 岁以上的中老年女性。主要表现为早期肩关节呈阵发性疼痛，常因天气变化及劳累而诱发，以后逐渐发展为持续性疼痛，并逐渐加重，昼轻夜重，夜不能寐，不能向患侧侧卧，肩关节向各个方向的主动和被动活动均受限。肩部受到牵拉时，可引起剧烈疼痛。肩关节可有广泛压痛，并向颈部及肘部放射，还可出现不同程度的三角肌萎缩。

中医认为，漏肩风即露肩当"风"的意思，临床上以风寒之邪多见，寒邪侵入经络，则血脉凝滞，"不通则痛"，所以漏肩风以疼痛为主。针灸治疗对于肩关节周围炎粘连前期和粘连期的患者效果甚好。

"风"是指一种病邪，"风为百病之长"，风邪有挟持寒、湿、热等其他病邪侵犯人体的特征。

肩关节周围炎分期：

（1）粘连前期：主要表现为肩周部疼痛，夜间加重甚至影响睡眠，肩关节功能活动正常或轻度受限。

（2）粘连期：肩痛较为减轻，但疼痛酸重不适，肩关节活动受限严重，各方向的活动范围明显缩小，甚至影响日常生活。

取穴：患侧肩髃穴。

针具：0.30mm×40mm 的毫针，韩氏穴位神经刺激仪（型号 LH202H）。

操作：用 75%酒精棉球常规消毒，在肩髃刺入约 25mm，给予连续波、高频（100Hz）刺激 10 分钟后转为低频（2Hz）刺激 30 分钟，强度 10mA±2mA。每日 1 次，疗程为 7 日。

结果：肩周炎患者经过肩髃穴电针治疗后，其疼痛程度比治疗前明显减轻，肩关节功能活动比治疗前明显改善。

临床研究显示：

（1）电针肩髃穴对粘连前期的疗效优于粘连期。

（2）电针肩髃穴的治疗作用与口服布洛芬作对比的研究结果显示，电针肩髃穴治疗肩周炎的疗效优于口服布洛芬对照组。

作用机理： 针刺可通过影响中枢系统，促进内源性鸦片样物质、5-羟色胺、乙酰胆碱等神经介质释放，而达到镇痛作用。中医认为取肩髃穴治疗肩周炎，以疏通阳明、阳跷脉两经之气。阳明为多气多血之经，针之能调和气血，振奋阳气，疏经通络，驱风散寒，祛瘀止痛，通利关节，"通则不痛"。

文献记载主治参考
TUJIE50XUE

1. 上肢不遂，肩痛不举等肩、上肢病症。
2. 瘾疹，瘰疬。
3. 落枕，头痛，面瘫。

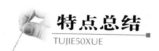

特点总结
TUJIE50XUE

1. 肩髃穴为手阳明大肠经腧穴，有行气止痛、祛风散寒、通利血脉之功，为治疗肩关节周围炎第一要穴。
2. 此外，肩髃穴还可用于治疗一些皮肤病，如荨麻疹、淋巴结结核等症。
3. 肩髃穴的近治作用，还可以用于治疗落枕、头痛、面瘫等症。

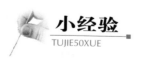

小经验
TUJIE50XUE

肩髃穴针刺治疗落枕 孙×，女，44 岁，初诊日期：2007 年 3 月 12 日。主诉：昨日晨起忽觉颈肩部疼痛，转侧困难，活动受限。曾在某医院做颈部按摩，症状仍未减轻，反见疼痛加重，故要求针灸治疗。查：头部右侧倾斜，头、颈部各方向活动均不同程度受限，右侧斜方肌及胸锁乳突肌呈条索状，颈背部肌肉紧张，局部红肿，压痛明显。舌淡红，苔薄白，脉弦。诊断：落枕，证属气滞血瘀型。治疗方法：患者取坐位，施术者站于患肢一侧，一脚踩在凳子上，常规消毒后，施术者用 0.30mm×40mm 长毫针在肩髃穴进针约 25mm，大幅度提插捻转 1 分钟左右，使患肢有酸痛或酸麻感，然后小幅度提插捻转 5 分钟左右，摇大针孔出针。出针后施术者用双手提肩髃穴深部，使局部皮肤发紫，造成皮下出血或挤出少量血液，然后活动患肢。针刺 7 次后痛减，10 次后痊愈。

按： 该法使停滞于肩髃穴的风、寒、瘀等致病因素被排出体外，使经络通畅，"通则不痛"，故而取效。

肩髃穴拔罐治疗偏头痛　白×，女，37 岁，2006 年 12 月 13 日初诊。主诉：右侧偏头痛 1 天，并伴有心情烦躁，舌质红，苔薄白，脉浮数。此为风热之邪所致偏头痛。治疗方法：以右侧肩髃穴拔火罐，留罐约 20 分钟后取罐，取罐后局部有明显罐斑，当即觉头痛明显减轻。再配合右侧头部少阳经轻手法按摩 10 分钟后，头痛完全消失。

按： 肩髃穴有清热驱风的作用。

《针灸大成》记载，肩髃穴可治疗"伤寒热不已，四肢热"及"风病"。

> 《千金翼方》：肩髃主偏风半身不遂，热风头痛。

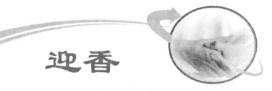

迎香

穴名解

迎，即迎接；香，即气味。本穴位于鼻旁，当嗅觉之冲，故名"迎香"。

定位：在面部，鼻翼外缘中点旁，当鼻唇沟中。（图5）

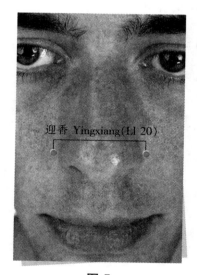

迎香 Yingxiang(LI 20)

图5

取穴方法

平鼻翼外缘中点与鼻唇沟之间取穴。

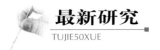

电针迎香穴对治疗过敏性鼻炎效果良好。

过敏性鼻炎（allergic rhinitis），又称变应性鼻炎，是一种吸入外界过敏性物质而引起以鼻痒、打喷嚏、流清涕等为主要症状的疾病。刺激可来自体外（物理、化学方面），或来自体内（内分泌、精神方面），故有人看作是变应性鼻炎，但因在机体内不存在抗原-抗体反应，所以脱敏疗法、激素或免疫疗法均无效。

过敏性鼻炎属中医"鼻窒""鼽嚏"。中医认为无论何种致病原，只要人体正气旺盛，就可以抵抗疾病而不发病。之所以发生过敏性鼻炎，是因为身体虚弱导致人体的肺气、脾气乃至肾气虚，所以抵御致病原的能力降低，于是引发疾病。

取穴： 双侧迎香穴。

针具： 0.30mm×40mm长毫针，韩氏穴位神经刺激仪（型号LH202H）。

操作： 用75%酒精棉球常规消毒，取针尖向鼻尖方向（内上）刺入15~20mm，毫针与皮肤约成45°角，接疏密波，频率为2/100Hz，强度以受术者能耐受为度，针刺20分钟，隔日1次，共治疗5次。

结果： 电针迎香穴对喷嚏、流涕、鼻塞、鼻痒等症状体征有一定的改善作用。

电针迎香穴和口服开瑞坦对于治疗过敏性鼻炎，其各指标改善情况：电针优于服用开瑞坦。

作用机理： 蝶腭神经节发出的副交感神经节后纤维以及感觉和交感神经纤维，分布于眼眶、泪腺、鼻腔、蝶窦等处，支配一般感觉、腺体分泌、小血管运动，故针刺迎香穴对过敏性鼻炎具有很好的治疗作用。

治疗时还应积极寻找过敏原并尽量避免接触；少食生冷油腻辛辣之品；加强身体锻炼，增强体质，坚持治疗，方可达治愈之目的。

文献记载主治参考
TUJIE50XUE

1. 鼻塞，鼻衄，鼻渊，咳嗽，哮喘，呃逆。

2. 咽喉肿痛，瘿瘤，瘰疬。

3. 口㖞，面痒，面浮肿，面神经麻痹。

4. 颈项强痛。

 特点总结
TUJIE50XUE

1. 迎香穴为手阳明大肠经腧穴，是治疗鼻部疾病的第一要穴，如可治疗过敏性鼻炎、鼻窦炎、鼻衄、鼻塞、嗅觉减退、流涕等鼻部病变。

2. 迎香穴还可用于治疗其邻近的头面部疾病，如面神经麻痹、面肌痉挛、面部蚁行感、头痛等。

3. 迎香穴配合四白穴（取穴：瞳孔正中央下的 2cm 处）可治疗胆道蛔虫症。

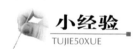 **小经验**
TUJIE50XUE

针刺迎香治疗面痒 李×，女，52 岁，干部，1999 年 10 月 13 日来诊。自诉面部奇痒犹如小虫爬行 3 天，曾口服扑尔敏、维生素 C 片未效，心中烦躁不能入睡。查体：一般状态好，未见体表感觉障碍等阳性体征。诊断：面痒。治疗方法：取双侧迎香穴，常规消毒，施泻法，直刺 2~4mm，使患者感到局部酸困感，不留针，出针后不挤压针眼。次日复诊诉·面痒消失，随访 1 个月未复发。

按：西医称面痒为面部皮肤神经官能症，并无特效疗法。中医认为本病多由血分有热、热盛血燥而致，属实证范畴。迎香穴位于面部，属于手阳明大肠经腧穴，为手阳明、足阳明之会，故刺之可疏通局部经气，清泻阳明经之燥热而止痒。

《百证赋》：面上虫行有验，迎香可取。

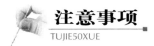

注意事项

刺法：因迎香穴处面部，皮肤表浅，因而在针刺时针尖应略向内上方斜刺或平刺 6~10mm。

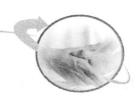

列缺

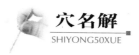

穴名解

SHIYONG50XUE

　　列，分解、裂开、陈列；缺，器破、缺口、空隙。古代称之为天上的裂缝：天门。此穴为手太阴络穴，位于桡骨茎突上方，当肱桡肌腱与拇长展肌腱之间手按压有分裂缺口；又因手太阴经属肺，肺为脏之盖，居诸脏之上，至高无上曰天，脉气由此别裂而去，似天上之裂缝，故名列缺。又有解释说古称雷电之神为列缺，而闪电之形有似天庭破裂而名。

　　定位：在前臂桡侧缘，桡骨茎突上方，腕横纹上 1.5 寸处，当肱桡肌腱与拇长展肌腱之间。（图 6）

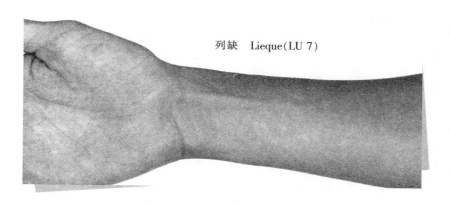

列缺　　Lieque（LU 7）

图 6

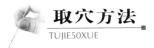
两手虎口自然交叉，一手食指按在另一手的桡骨茎突上，当食指尖到达之凹陷处取穴。（图 7）

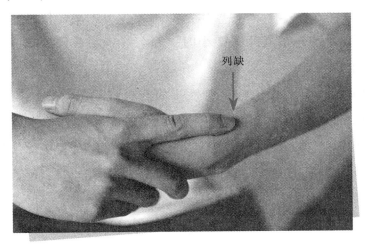

列缺

图 7

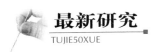

最新研究
TUJIE50XUE

列缺穴埋针可以治疗血管性头痛。

血管性头痛是指引起此类头痛的原因都来自于血管，故统称为血管源性头痛。血管源性头痛分为原发性和继发性两大类。因头部血管舒缩功能障碍引起的头痛，称为原发性血管源性头痛；由明确的脑血管疾病（如中风、颅内血肿、脑血管炎等）所致的头痛，称为继发性头痛。

原发性血管性头痛又称偏头痛，是一种功能性头痛。根据头痛的不同表现，又可将其分为典型偏头痛、普通型偏头痛、丛集型偏头痛、偏瘫型偏头痛和眼肌麻痹型偏头痛等 5 种主要类型。

日常所说的血管性头痛就是指偏头痛，是门诊头痛患者中最多见的一种类型。

取穴：一侧头痛取患侧列缺穴，全头痛则取双侧列缺穴。

针具：0.30mm×40mm 毫针。

操作：用 75%酒精棉球常规消毒后，针尖向肘部方向，与皮肤成 15°角刺入皮下，放平针身，将针平推刺入皮下浅表层。刺入 1.5 寸待针下无任何感觉时用胶布将针柄固定（此时患者手腕小幅度活动亦无妨碍），留针 1~2 小时。如一侧头痛范围较大涉及额部，可在列缺穴旁开 0.5 寸，与其平行的前臂外侧加刺一针则效果更好，亦留针 1~2 小时。每日 1 次，5 日为 1 疗程。疗程间休息 2 日，共 3 个疗程。

结果：列缺穴埋针对于治疗血管性头痛有良好的治疗效果。

作用机理：针刺列缺穴对高血流速和低血流速均有影响，体现在同一个体则是使脑血管的血流速度趋向平衡，说明针刺列缺穴对于机体不同功能状态的脑血管舒缩作用不同，呈现出一种双向良性调整作用，因而可以缓解血管性头痛症状。

文献记载主治参考
TUJIE50XUE

1. 头痛，牙痛，头项强直，半身不遂，口眼㖞斜。

2. 痛经，乳痈，小便热，尿血，癃闭，阴茎痛，遗精。

3. 健忘，注意力不集中，惊痫。

4. 感冒，咽喉痛，咳嗽，气喘。

5. 掌中热，腕痛无力。

特点总结
TUJIE50XUE

1. 列缺穴属手太阴肺经络穴，八脉交会穴之一，通于任脉，是治疗头部、颈项部疾病最常用穴位之一，常用于治疗偏正头痛、面神经麻痹、面神经痉挛、三叉神经痛、颈项痛等症。

2. 列缺穴还可用于治疗咽喉痛、咳嗽、气喘、支气管炎等肺系疾病及痛经、乳腺炎、阴茎痛、尿潴留、尿血、荨麻疹等其他疾病。

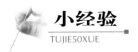

小经验

针刺列缺治疗颈椎病 刘×，女，40岁，2006年8月13日初诊。主诉：颈项部反复疼痛2年余，某医院颈椎片示第5~7颈椎骨质增生，诊为颈椎病。给予中药内服，行推拿、理疗综合治疗效果欠佳。查：第5、第6颈椎旁右1横指处压痛明显，颈项肌肉有粘连感，头部转动受限。予针刺右侧列缺穴，常规消毒后，用40mm长毫针向肘关节方向斜刺10~20mm，得气后行雀啄手法，以针感向颈肩部放射为最佳。行针过程中嘱患者活动头项部，留针15分钟，每日1次，针后患者有颈项轻松舒适感。共治疗5次，诸症消失。

雀啄手法：针刺手法之一，指针刺时，针体在穴位内作浅而频数的提插，类似捣法，手法较轻。

按：针刺列缺穴，不仅"善疗偏头患"，而且能疏通颈项部经络气血，可迅速解除颈项疼痛不适症状。治疗颈项疼痛伴头部活动受限、病程较短者，疗效更好。

刺激列缺治疗颈椎病 在没有针具的条件下，可用其他刺激方法代替针刺疗法治疗颈椎病，如：

（1）按法：用拇指指端按在列缺穴处，逐渐用力，作深压捻动。

（2）掐法：用拇指指端甲缘按掐列缺穴处，作下掐上提的连续刺激。

（3）揉法：用拇指指端揉动列缺穴。

（4）推法：用拇指指端按在列缺穴处，作有节律而缓慢均匀地推动。

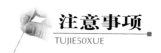
　　列缺穴下皮肉浅薄，故针刺时应注意针刺方向，进针穿入皮层时宜快，向深部运针时宜缓，否则容易使患者因疼痛而不能耐受。

　　刺法：向上斜刺 4~6mm，局部酸胀、沉重或向肘、肩部放散；向下斜刺 6~10mm，局部酸胀，或者有向下放射感。

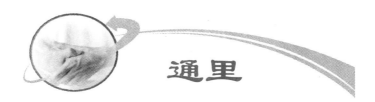

通里

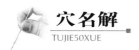

穴名解
TUJIE50XUE

通，即通道，又有达之意；里，有邑的含义，邑即家乡。本穴为手少阴经之络穴，自此别出，通经上行还入心中，有如返还乡里之象，故名通里。

定位：仰掌，在前臂掌侧，当尺侧腕屈肌腱的桡侧缘，腕横纹上 1 寸。（图 8）

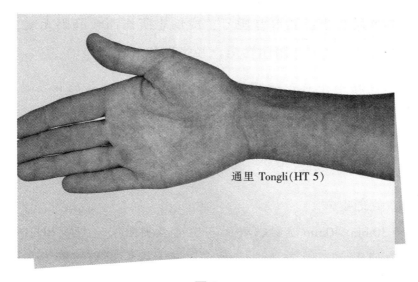

通里 Tongli(HT 5)

图 8

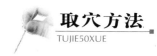

取穴方法
TUJIE50XUE

在腕掌横纹尺侧端向上 1 寸处取穴。

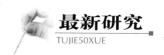

最新研究
TUJIE50XUE

针刺通里穴对于失语症有良好的治疗作用。

失语症是指由于神经中枢病损导致抽象信号思维障碍，而丧失口语、文字的表达和领悟能力的临床综合征。本症是脑血管病的一个常见症状，主要表现为对语言的理解、表达能力丧失，是由于大脑皮层（优势半球）的语言中枢损伤所引起的。

失语症属中医"喑""暴喑"等名，后世医家又称为"音喑""失声""声不出"等。究其病因不外乎外感和内伤。外感多由风寒、风热之邪毒客于咽喉，阻遏肺气，气机不利，以致喉部气血瘀滞，络脉阻滞，声户开合不利而为病。内伤所致失声与肝脾肾有关。若年老体衰，肾虚精气不能上承，咽喉失于滋养，日久则音喑失语；若肝肾阴亏，或情志所伤而致肝阳无度，阳化风动，引动痰浊，风痰客于喉间，阻闭窍道，经络失和，发为失语。

失语症不包括由于意识障碍和普通的智力减退造成的语言症状，也不包括听觉、视觉、书写、发音等感觉和运动器官损害引起的语言、阅读和书写障碍。因先天或幼年疾病引致学习困难，造成的语言功能缺陷也不属失语症范畴。

取穴：双侧通里穴。

针具：0.30mm×40mm 毫针，韩氏穴位神经刺激仪（型号 LH202H）。

操作：取通里穴，用 75% 酒精棉球常规消毒，垂直进针 6mm 左右，然后向肘方向斜刺，继续进针 20mm 左右，捻转得气后接韩氏穴位神经刺激仪，选择频率为 2/100Hz 疏密波，强度以受术者能够耐受为度，留针 30 分钟，每日 1 次，10 次为 1 疗程，共 2 疗程，疗程间休息 2 日。

结果： 电针通里穴对于治疗失语症有治疗效果。

如果患者体质比较虚弱，不能耐受电针，可以不用电针，直接留针 30 分钟即可。

作用机理： 电针通里穴可调节大脑皮质-丘脑-大脑皮质通路，使特异性传导系统和非特异性传导系统相互作用达到平衡，建立语言活动的神经环路；还可激活语言中枢功能低下的神经细胞和神经纤维，促进和加强脑功能的代偿作用，故而起到治疗失语症的作用。

文献记载主治参考
TUJIE50XUE

1. 舌强不语，暴喑。
2. 心悸，怔忡等心病。
3. 腕臂痛。
4. 小儿遗尿。

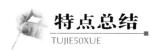

特点总结
TUJIE50XUE

1. 通里穴为手少阴心经络穴，是临床治疗失语症的常用穴之一，还可用治疗心痛、心慌、头痛等神志方面疾病。
2. 通里穴还可用于治疗咽喉肿痛、舌体僵直、腕关节疼痛以及小儿遗尿等症。

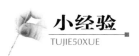

小经验
TUJIE50XUE

针刺通里配内关治疗呃逆 李×，女，77 岁。呃逆频发作周余，声音低沉，无法正常进食、入睡，曾经试服中药，却因呃逆频发而食后即吐，无法食入，只好放弃。查：神疲乏力，呃逆连连，痛苦不堪。治疗方法：取双手腕内侧通里穴，常规消毒后，用 0.25mm×40mm 毫针由通里穴垂直进针，针尖进入皮下后成 15°角沿手少阴心经透神门穴（定位：位于腕横纹尺侧端，尺侧腕屈肌腱的桡侧凹陷处），有酸胀感即为得气，另外，加配内关穴（定位：位于前臂正中，腕横纹上 2 寸，在桡侧屈腕肌腱与掌长肌腱之间），留针 30 分钟。在进行针刺治疗 15 分钟时呃逆即止。

按：心经与呃逆症关系密切，手少阴心经是通过横膈下行连络小肠，与现代医学解剖学的食道下段、膈肌有交感、副交感神经吻合，如迷走神经兴奋便会引起膈肌痉挛，而取通里、神门、内关能调节迷走神经的兴奋性，平心气，降胃气，故呃逆止而病愈。

针刺通里治疗失语症 张×，女，23 岁，于 2008 年 6 月 21 日由其父亲陪同来就医。其父亲代诉：女儿在外地学习，于一周前突然不会说话，随即在当地医院就诊，但无效果。今到我院治疗，取双侧通里穴，用 0.25mm×40mm 毫针逆心经走向（向肘尖方向）而刺，进针 30mm 左右，行泻法，留针 40 分钟。后问其姓名、家庭住址等均能对答如流，痊愈离开。

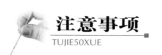

注意事项
TUJIE50XUE

刺法：直刺 6~10mm。不可深刺，以免伤及血管神经。留针时，不可做屈腕动作。

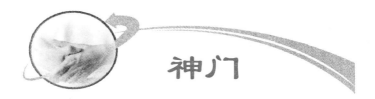

神门

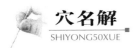

穴名解
SHIYONG50XUE

《内经》："心藏神"。《道藏》："玉房之中神门户"。玉房有心的意思，本穴为手少阴心经主要穴位。神，神明之谓；门，出入之口。心者，君主之官，神明出焉。心藏神，穴为神气出入之门，故名神门。

定位： 在腕部，腕掌侧横纹尺侧端，尺侧腕屈肌腱的桡侧凹陷处。（图9）

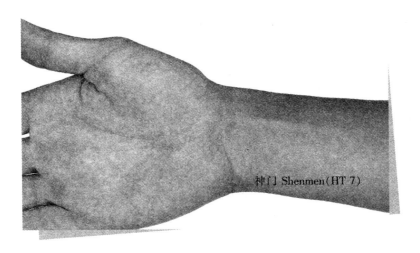

神门 Shenmen（HT 7）

图9

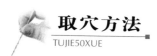

取穴方法
TUJIE50XUE

仰掌，在腕横纹靠近身体的外侧凹陷处。

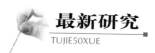

最新研究
TUJIE50XUE

电针神门有安神催眠的作用。

失眠是指自诉睡眠的发生或维持出现障碍，睡眠的质和量不能满足生理需要，加之心理的影响，致使白天产生瞌睡和一系列神经症状。失眠是最常见的临床症状之一，女性和老年人尤为多见。

中医称失眠为"不寐""不得眠""不得卧""目不瞑"，又称不眠证。失眠以七情内伤为主要病因，其涉及的脏腑不外心、脾、肝、胆、肾，其病机总属营卫失和，阴阳失调为病之本，或阴虚不能纳阳，或阳盛不得入阴。正如《灵枢·大惑论》所云："卫气不得入于阴，常留于阳。留于阳则阳气满，阳气满则阳跷盛；不得入于阴则阴气虚，故目不瞑矣。"

长期失眠会影响脑功能，特别是前额叶功能的正常运转，如记忆功能、注意力、言语能力、计划能力等，也会影响到情绪。

取穴：双侧神门穴。

针具：0.30mm×25mm 毫针，韩氏穴位神经刺激仪（型号 LH202H）。

操作：用 75% 酒精棉球常规消毒，直刺神门穴 8mm，稍加捻转，得气后，接韩氏穴位神经刺激仪，密波，频率为 50~100Hz，强度以患者能忍受为宜，每次 30 分钟，每日 1 次，10 次为 1 疗程，共 2 疗程。

结果：电针神门穴可明显改善失眠患者的临床症状。

治疗后患者临床表现为：睡眠总时间增加，入睡时间缩短，夜醒次数减少，睡眠深度明显提高。

作用机理：失眠与多种主观因素及一些躯体疾病有关。神门穴治疗失眠的作用可能与其中枢镇静机制，以及调节紊乱的生理功能有关。

文献记载主治参考

1. 失眠，健忘，呆痴，癫狂痫，小儿惊厥。
2. 心痛，心烦，惊悸。
3. 妊娠剧吐。

特点总结

1. 神门穴是手少阴心经输穴、原穴，主要治疗神志病，如失眠、记忆力减退、老年痴呆症、精神狂躁症、精神分裂症、癔病、小儿惊风等症。神门穴不仅可以治疗失眠症，而且可以治疗嗜睡症，具有双向调整的作用。

2. 神门穴还可用于治疗心脏及有关脏腑的病症，如心绞痛、心慌等症。

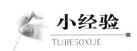
小经验

梅花针叩刺神门穴治疗烦躁不安　高热患者烦躁不安或谵语、失眠，用一般镇静剂效果不佳时，配合用梅花针叩打神门穴5分钟，可以提高镇静效果。

按： 叩刺神门穴，可对大脑皮质运动区产生抑制作用，使患者安静下来。

针刺神门穴治疗嗜睡症　取双侧神门穴，常规消毒后，用0.25mm×25mm针直刺，行泻法，得气后，留针30分钟，每5分钟行1次针，每日1次，共治疗10次。

许多穴位有双向调整作用，如神门穴既可以治疗失眠，又可以治疗嗜睡；又如天枢穴既可以治疗便秘，又可以治疗腹泻。

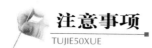

注意事项
TUJIE50XUE

刺法：直刺 6~10mm。不可深刺，以免伤及血管神经。留针时，不可做屈腕动作。

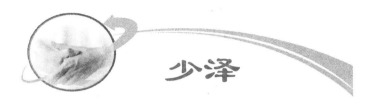

少泽

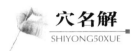

穴名解
SHIYONG50XUE

　　泽，在八卦中属兑卦。兑为少女，女具有柔顺之阴象。又有解释说兑为口，口外柔而内刚，此亦阴阳互济也。人能体"泽"字之义，以调阴阳，则和乐而无病。泽而曰少者，冲气以为和也。手太阳经穴承手少阴君火之气，乃由通里穴转注而生。火气为阳，犹如天日之热，照直澈下土，冲和之气，蒸蒸而生，化为膏雨甘霖，泽及万物。本穴为本经受泽之初，故称"少泽"。

　　定位：在手指，小指末节尺侧，指甲根侧上方 0.1 寸。（图 10）

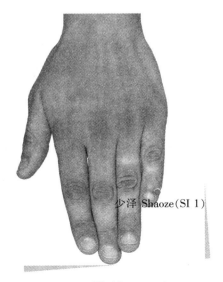

少泽 Shaoze(SI 1)

图 10

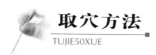

取穴方法
TUJIE50XUE

微握拳，掌心向下，伸小指于小指爪甲尺侧缘和基底部各作一条线，两线相交处取穴。

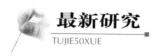

最新研究
TUJIE50XUE

电针少泽穴可治疗产后乳汁不足。

产后缺乳是指产后乳腺分泌的乳汁量少，甚或全无，不能满足哺乳的需要。多由身体虚弱，气血生化不足，或由肝气郁结，乳汁不行所致。另外，精神紧张、劳逸失常、哺乳方法不当均可影响乳汁分泌。

取穴：双侧少泽穴。

针具：0.30mm×25mm 毫针，韩氏穴位神经刺激仪（型号 LH202H）。

操作：用 75%酒精棉球常规消毒，针尖向腕关节方向刺入 4mm，得气后接韩氏穴位神经刺激仪，频率 2Hz，强度以受术者能耐受为度，每次 30 分钟，每日治疗 1 次，5 次为 1 疗程，疗程间隔 2 日，共治疗 2 疗程。

结果：针刺少泽穴能改善乳汁分泌不足产妇的中医证候。

治疗后患者催乳素（PRL）水平较治疗前有所降低。

少泽穴不但是治疗乳汁分泌不足的经验效穴，而且具有穴位效应特异性。

作用机理：乳汁开始分泌后，如果营养不良、精神恐惧或抑郁，均可直接影响丘脑下部，致使垂体前叶催乳素 PRL 分泌减少，因此缺乳。此外，哺乳次数太少或乳汁不能排空，造成乳汁郁积，亦会抑制乳汁的分泌。乳汁的分泌受脑垂体产生的 PRL 影响，婴儿吸吮乳房时刺激乳头神经末梢，这些神经将吸吮的信息传递到脑垂体，使之产生和释放 PRL，PRL 进入血液循环被输送至乳房，使乳房分泌乳汁。针刺少泽穴能调心气、促排乳，如此则经脉得通，气血得养，乳少自愈。

文献记载主治参考

1. 头痛，目翳，麦粒肿，咽喉肿痛，耳聋，耳鸣。
2. 乳痈，乳汁少。
3. 昏迷，热病。

特点总结

1. 少泽穴为手太阳小肠经井穴。因心与小肠相表里，心主血脉，乳汁来源于血的化生，因此，少泽穴是治疗乳汁分泌不足的最常用穴。
2. 少泽穴也可治咽喉肿痛、目翳、耳聋、鼻衄等五官科疾病。
3. 少泽穴还是急救穴之一，可以用于休克、昏迷等症。

小经验

针刺少泽穴配合谷、曲池治疗乳腺炎　李×，女，30岁。经确诊患有乳腺炎，采用少泽穴放血治疗。每日1次，左右手交替，配合合谷、曲池毫针刺法，捻转得气，气趋病所。每次留针30分钟，5分钟行针1次，1疗程（10次）后基本获愈。

注意事项

因少泽穴刺激反应较强，故怀孕1~3、7~9个月孕妇慎用。

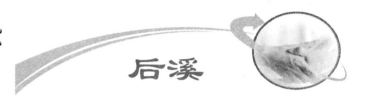

后溪

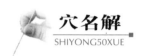

穴名解

SHIYONG50XUE

后，与前相对；溪，含沟、陷的意思。后溪具有承接少泽之泽，犹雨充沛，沟渠盈溢，经气流行，如走溪谷。本穴属手太阳小肠经输穴，穴处第5掌指关节后方，当尺侧横纹头赤白肉际，其形如沟渠，故名后溪。

定位：在手掌尺侧，微握拳，当小指本节（第5掌指关节）后的远侧掌横纹头赤白肉际。（图11）

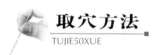

取穴方法

TUJIE50XUE

1. 微握拳，在第5掌指关节尺侧后方，第5掌骨小头后缘，赤白肉际处取穴。

2. 第5掌骨小拳头后方，握拳在小鱼际外侧掌纹头外。

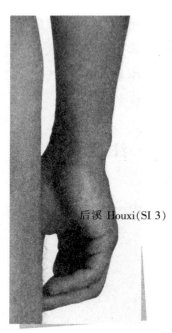

后溪 Houxi(SI 3)

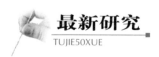

最新研究

TUJIE50XUE

电针后溪穴有治疗急性腰扭伤的作用。

急性腰扭伤是因腰部活动不当所致的腰部软

图 11

组织急性损伤，临床主要表现为腰痛剧烈、腰不能挺直、活动不利、腰部僵直、局部肌肉痉挛等。

急性腰扭伤是腰部肌肉、筋膜、韧带等软组织因外力作用突然受到过度牵拉而引起的急性撕裂伤，常发生于搬抬重物、腰部肌肉强力收缩时。急性腰扭伤可使腰骶部肌肉的附着点、骨膜、筋膜和韧带等组织撕裂。本病可发生于任何年龄，以青壮年为多见。

中医认为"瘀血腰痛者，闪挫及强力举重得之"。针灸是治疗急性腰扭伤最为有效的方法之一。

取穴：双侧后溪穴。

针具：0.30mm×40mm 毫针，韩氏穴位神经刺激仪（型号 LH202H）。

操作：用 75% 酒精棉球常规消毒，针尖朝合谷穴方向，进针深度为 30mm 左右，施以小幅度提插补泻手法，每次每穴持续刺激 1 分钟，针感要求局部酸胀并可扩散至整个手部。接韩氏穴位神经刺激仪，选用连续波，频率为 40Hz，电流强度 2mA。每次 20 分钟，每日 1 次，3 次为 1 疗程，共治疗 2 疗程（疗程间休息 1 日）。

结果：电针后溪穴治疗急性腰扭伤，具有较好的近期疗效和远期疗效。

与口服莫比可（MOBIC）的随机对照试验研究结果显示，针刺后溪穴对于治疗急性腰扭伤效果明显优于口服莫比可。

作用机理：后溪穴为手太阳小肠经之输穴，手太阳与足太阳为同名经，两经脉气相通，"输主体重节痛"；后溪穴又为八脉交会穴之一，通于督脉。急性腰扭伤时，多为督脉及膀胱经气受损，"痛则不通，通则不痛"，针刺后溪穴能使气知病所，行气血而通经络，使受伤组织功能恢复正常，即"经脉所过，主治所及"。

文献记载主治参考
TUJIE50XUE

1. 头痛，癫狂痫，精神分裂症，癔症，面肌痉挛。
2. 耳鸣，耳聋，角膜炎，麦粒肿，鼻衄，扁桃体炎。

3. 头项强痛，腰背痛，落枕，手指及肩臂挛急疼痛。

4. 痛证，盗汗，疟疾，疥疮，荨麻疹。

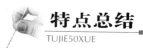

特点总结

TUJIE50XUE

后溪穴是手太阳小肠经输穴，八脉交会穴，通于督脉。

1. 后溪穴是治疗急性腰扭伤最常用、最有效的穴位之一，可舒筋利窍，疏通腰背部、头颈部、手指及肘臂部的经气，除了用于治疗急性腰扭伤，还可用于治疗肩臂疼痛、头颈痛、落枕等症。

2. 后溪穴因通督脉，可用治有关督脉病症，如角弓反张、抑郁症、精神狂躁症、脊柱强痛等病症。

3. 后溪穴还有清热、宣阳、解表的功能，对盗汗、耳鸣、耳聋、角膜炎、麦粒肿、鼻衄、扁桃体炎等也有一定作用。

总之，后溪穴是一个非常有用的穴位，忙里偷闲时经常按揉后溪穴，不仅可以放松心情，还有防治颈椎病的作用。

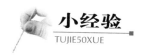

小经验

TUJIE50XUE

针刺后溪穴治疗癔症　柴×，28 岁，工人。平素性格内向，有癔症史多年。2005 年 4 月 8 日就诊，因与同事争吵后癔症发作，症见目光呆滞、默默不语、表情淡漠、问话不答，伴有不同程度的肌肉抽搐。查体无明显阳性体征。给予直刺双侧后溪穴 20mm，强刺激，留针 10 分钟，隔日 1 次，共针 7 次而愈。随访至今未复发。

针刺后溪穴治疗落枕　取落枕患者双侧后溪穴，直刺进针 6~10mm，进针后强刺激。得气后接韩氏穴位神经刺激仪，选择疏密波，频率 40~50Hz，强度以患者能够耐受为度，每次 20~30 分钟，并在行针期间嘱患者作颈部左右旋转，前后活动。每日 1 次，4 次而愈。

按：落枕多因睡眠姿势不当，枕头高低不适，头颈部关节筋肉遭受长时间的过分牵拉而发生痉挛所致，亦有因颈部扭伤或感受风寒，以致局部经脉气血阻滞而成颈项强痛。后溪穴也是治疗落枕的经验穴（针刺留针的过程中反复旋转活动颈部，有助于针刺效应的发挥），起着疏通督脉的协同作用，从而使气血调和，活动功能恢复，达到治愈的目的。

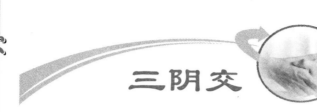

三阴交

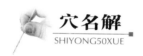

穴名解
SHIYONG50XUE

本穴在足三阴经交会处，为足太阴、足少阴、足厥阴三经之会穴，故名三阴交。

定位：在小腿内侧，当足内踝尖上 3 寸，胫骨内侧缘后方。（图 12）

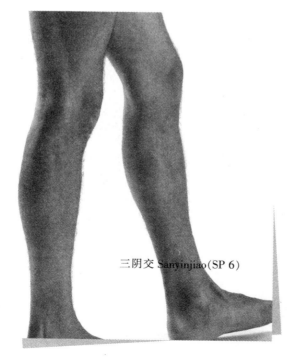

三阴交 Sanyinjiao(SP 6)

图 12

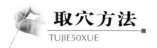

取穴方法
TUJIE50XUE

内踝高点上 3 寸，骨下凹陷中。

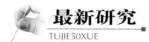

最新研究
TUJIE50XUE

电针三阴交穴治疗急性尿潴留有良好的效果。

急性尿潴留是膀胱内充满尿液，不能自行排尿的一种症状，分机械性梗阻和功能性梗阻两大类。

急性尿潴留分型：

（1）机械性梗阻：由膀胱颈部及尿道梗阻性病变所致。如前列腺增生及其他膀胱颈梗阻，尿道损伤及尿道狭窄，膀胱、尿道结石、异物等，均可引起急性尿潴留。

（2）功能性梗阻：尿道无器质性病变，系排尿功能障碍所致。如脊髓损伤、脊髓麻醉、肛门或直肠手术后造成的排尿障碍，也可见高热、昏迷的患者。患者主要表现为有尿意窘迫感，但不能排出尿液，下腹胀痛。

尿潴留属中医"癃闭"范畴。其发病可与膀胱、脾、肾、肝的功能密切相关，无论哪一个脏腑出现问题都会影响尿液的排出。

取穴： 双侧三阴交穴。

针具： 0.25mm×40mm 毫针，韩氏穴位神经刺激仪（型号 LH202H）。

操作： 用 75%酒精棉球常规消毒，直刺三阴交穴 1~1.2 寸，行捻转提插手法约 1 分钟，得气后接韩氏穴位神经刺激仪，等幅波，15Hz，留针 20 分钟，观察周期为 4 小时。

若针后 4 小时排尿状况无改善甚至加重，则宣布针刺治疗无效，应及时去医院进行导尿法导尿。

结果： 对于中、重度急性尿潴留，针刺三阴交穴可以在较短时间内（平均 57.41 秒+44.32 秒）迅速起效。

针刺三阴交穴后患者的症状变化表现为：增大平均和最大尿流速率，缩短因排尿障碍而延长的排尿时间，从而改善排尿状况，减少膀胱内残留尿量，缓解患者的小腹胀满症状。

作用机理：膀胱为肌性中空性器官，膀胱的平滑肌（即逼尿肌）具有收缩和舒张的节律性活动。针刺三阴交穴可以使平滑肌的肌细胞发生即时性的膜电位变化，促使平滑肌收缩及内膜黏膜皱襞的形成，从而促进排尿。

另一项临床研究显示：电针三阴交穴治疗围绝经期综合征亦有良好作用。

围绝经期综合征（climacteric syndrome）是指以女性内分泌改变引起的植物神经系统功能紊乱为主，伴有神经心理症状的症候群。围绝经期综合征的发生，与此年龄阶段的生理、病理基础以及患者体质情况、生活环境、疾病史、家庭、社会等诸因素有关。属中医"绝经前后诸症"的范畴。中医认为，女子进入"七七"之年，肾气渐虚，天癸将竭，冲任虚衰，阴阳失调而致脏腑功能失常，从而出现绝经前后诸症。以肾虚为本，肝、脾、心功能失调为标。

部分妇女在围绝经期出现烘热、汗出、烦躁、失眠、易激动等症状，或相继出现心悸、高血压、阴道干涩、性欲低、尿频急、牙松动、腰背疼痛、腓肠肌痉挛、记忆力明显减退、认知障碍等症状。

天癸：中医理论认为天癸是促进人体生长、发育和生殖机能，维持妇女月经和胎孕所必需的物质。

取穴：双侧三阴交穴。

针具：0.30mm×40mm 毫针，韩氏穴位神经刺激仪（型号 LH202H）。

操作：用 75%酒精棉球常规消毒，直刺 20~30mm，得气后接韩氏穴位神经刺激仪，频率 20Hz，强度以针柄轻微颤动为度，每次 30 分钟，隔日 1 次，共治疗 10 次。

结果：电针三阴交穴对围绝经期综合征有明显的治疗作用。

对烘热汗出、失眠、急躁易怒、手足心热、忧郁、头晕、头痛、心悸、皮肤瘙痒等一系列症状的改善具有一定的效应特异性。

作用机理：一般认为该症状的出现与雌激素、雄激素、孕酮、促性腺激素等的分泌变化有关。针刺三阴交穴有调节雌激素分泌，以及改善各症状的作用。

另一项临床研究显示：电针三阴交可提高产妇分娩质量。

妊娠满 28 周及 28 周以后的胎儿及其附属物，从临产发动至从母体全部娩出的过程，称为分娩。

影响分娩的因素主要有：产力、产道、胎儿及精神心理因素。若各因素均正常并能相互适应，胎儿顺利经阴道自然娩出，为正常分娩。

妊娠满 28 周不满 37 足周间分娩称为早产；妊娠满 37 周至不满 42 足周间分娩称足月产；妊娠满 42 周及其以后的分娩称过期产。

取穴：右侧三阴交穴。

针具：0.30mm×40mm 毫针，韩氏穴位神经刺激仪（型号 LH202H）。

操作：用 75% 酒精棉球常规消毒，针尖向上刺入 25~30mm，接韩氏穴位神经刺激仪，一端接三阴交，一端作无关电极，固定在漏谷和地机连线中点，选择疏密波，频率 2/100Hz，强度以受术者耐受为度，留针 30 分钟。

结果：电针三阴交穴可以缩短第一产程活跃期，提高分娩质量。

电针三阴交穴可以缓解产时的疼痛，减少产时和产后 2 小时出血量，促进乳汁分泌（尤其是产后 24 小时），且对产妇、新生儿无不良影响。

作用机理：其止痛机制可能是通过改变中枢内神经递质的含量来影响痛觉的传导。针刺分娩镇痛，对产妇心血管系统无影响，气道反射完整，对胎儿无影响，并能缩短产程，使产妇在清醒状态下分娩。

· 电针三阴交穴用于产妇分娩虽有提高分娩质量作用，但也存在镇痛不全、针刺通电后影响产妇床上活动，以及有可能干扰胎儿监护等缺点。

文献记载主治参考
TUJIE50XUE

1. 月经不调、崩漏、带下、阴挺、经闭、难产、产后血晕、恶露不尽、痛经等妇产科病症；遗精、阳痿、早泄、阴茎痛、疝气等男科病症。

2. 肠鸣腹胀、胸膈痞满、泄泻、便秘等脾胃病症。

3. 小便不利，遗尿，水肿等泌尿系统疾病。

4. 失眠，健忘，眩晕等神志病。

5. 下肢痿痹，脚气，眼睑下垂。

6. 风疹，湿疹，咽炎。

特点总结
TUJIE50XUE

1. 三阴交穴为足太阴脾经腧穴，是治疗妇科疾病最常用的穴位之一，常用于治疗月经不调、功能性子宫出血、阴挺、白带异常、不孕、难产、产后恶露不尽等症。

2. 三阴交穴为治疗泌尿生殖系统疾病的首选穴，可用于治疗遗精、阳痿、早泄、疝气、小便不利、尿失禁、水肿等症。

3. 三阴交穴也可治疗一些与肝、脾、肾三经相关的疾病，如腹胀、腹痛、肠鸣、便秘、泄泻、失眠、神经衰弱、记忆力减退等症。

4. 此外，三阴交穴还可用于治疗荨麻疹、湿疹、神经性皮炎、咽喉肿痛、脚气等症。

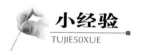

小经验
TUJIE50XUE

针刺三阴交穴缓解糖尿病症状　周×，女，53岁，职员。有糖尿病史8年，近来症状加剧，口渴喜凉饮，善饥多尿，少气懒言，长期服用降糖药。查：空腹血糖8.7mmol/L，面色萎黄，舌红苔薄，脉细数无力。诊断：Ⅱ型糖尿病。治疗：继续服用降糖药，并针刺双侧三阴交穴，行平补平泻，每日1次，每次30分钟，10次为1疗程。针刺4疗程后，查空腹血糖为6.5mmol/L，又针1疗程，测空腹血糖降至5.5mmol/L，且诸症均有所减轻。随访3个月，血糖稳定。

三阴交穴配昆仑穴治疗红斑性肢痛　取患者双侧三阴交穴、昆仑穴，常规消毒后，选用0.30mm×75mm毫针，快速进针，行提插捻转手法，待出现较强针感后即可出针，每日1次，治疗5次左右便可取得疗效。

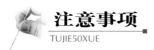

孕妇慎用，或在医师指导下使用。

《铜人腧穴针灸图经》："孕妇禁针"。

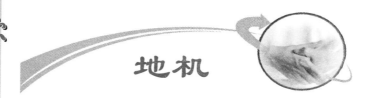

地机

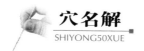

穴名解

SHIYONG50XUE

地，土为地之体，意指足太阴脾土；机，即灵运之动能，还有重要的意思。本穴属足太阴脾经的郄穴，为太阴气血深聚的要穴，故名地机。

定位：在小腿内侧，内踝尖与阴陵泉穴的连线上，阴陵泉穴下 3 寸，胫骨内侧缘后际。（图 13）

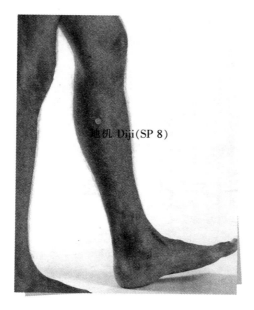

地机 Diji(SP 8)

图 13

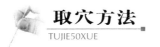

在小腿内侧，膝下5寸，胫骨后缘凹陷中。

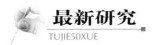

最新研究

TUJIE50XUE

电针地机穴对原发性痛经有良好的治疗作用。

原发性痛经（primary dysmenorrhea，PD），是指月经期在生殖器官无器质性病变时出现的疼痛。致痛因素包括宫颈狭窄、子宫位置异常、缺少锻炼及对月经有忧虑心理因素。主要临床表现有：经前、经期、经后发生小腹部痉挛性疼痛，可伴有冷汗淋漓、四肢厥冷、恶心呕吐、肛门坠胀等，严重者需卧床休息，影响工作学习。

原发性痛经为妇科常见病症之一，多见于未婚女子，常在分娩后自行消失，或在婚后随年龄增长逐渐消失。

取穴：双侧地机穴。

针具：0.30mm×40mm，韩氏穴位神经刺激仪（型号LH202H）。

操作：用75%酒精棉球常规消毒，直刺20~25mm，得气后接韩氏穴位神经刺激仪，一极接针柄，一极用自粘皮肤电极贴在穴位内侧5cm处，选等幅波，频率2/100Hz，强度以患者能耐受为度，留针30分钟。在患者下次月经前5日进行针刺，每日1次，停经停止针刺。3个月经周期为1个疗程。

结果：电针地机穴对原发性痛经具有较好止痛作用。

作用机理：疼痛是由于子宫的收缩与缺血所致，子宫内膜合成前列腺素增多时，也能引起痛经。有研究显示：地机穴与子宫在神经解剖上存在某些联系。

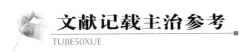

文献记载主治参考

TUJIE50XUE

1. 腹胀，腹痛，泄泻，水肿，小便不利。

2. 月经不调，崩漏，痛经，遗精。

3. 腰痛，下肢痿痹。

 ## 特点总结
TUJIE50XUE

1. 地机为足太阴脾经的郄穴，阴经郄穴多治血证。故临床常用地机穴配其他穴治疗各种血证，如功能性子宫出血、月经不调、过敏性紫癜等。

2. 此外，阴经郄穴还可用治痛证，地机穴可以通过调脾经经气，疏通气血而止痛，用于治疗痛经、腹痛、腰痛、胸胁痛等。

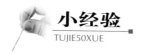 ## 小经验
TUJIE50XUE

地机穴配阳陵泉治疗胸胁疼痛 李×，男，42 岁，2004 年 7 月就诊。患者左胸胁疼痛一周。一周前因用力而致左胸胁不适，隐隐作痛，曾口服三七片，外用追风膏，近三天疼痛加剧。咳引胁痛，转侧活动受限，无寒热。查：心肺（—），X 摄片无异常。选同侧地机穴，用 0.30mm×40mm 毫针直刺 25mm，配阳陵泉穴（定位：腓骨小头前下方凹陷处），接韩氏穴位神经刺激仪，选 2/100Hz 等幅刺激波，留针 30 分钟，期间嘱患者作深吸气运动，针后患者痛觉逐渐缓解。继续针 5 天痊愈。

按：该患者胸胁痛是由于外力作用而致胸胁脉络损伤、气血不畅、瘀血停滞而致。治以行气活血为主。地机穴除能行气活血、解痉镇痛外，还可健脾气，统血摄血。配筋会之阳陵泉穴能行肝胆之气，舒筋和络，缓急止痛。两穴相配，共奏舒肝益脾、和营通络之功，病遂自愈。

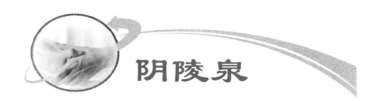

阴陵泉

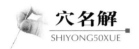

穴名解
SHIYONG50XUE

　　膝之内侧为阴，股骨内侧髁高突如陵，髁下凹陷似泉。穴为足太阴之合穴，属水，比喻阴侧陵下的深泉，故称"阴陵泉"。

　　定位：正坐或仰卧位取穴。在小腿内侧，当胫骨内侧髁后下方凹陷处。（图 14）

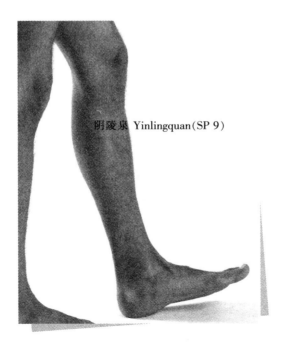

阴陵泉 Yinlingquan(SP 9)

图 14

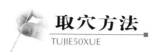

取穴方法
TUJIE50XUE

在胫骨内侧髁凹陷处，胫骨后缘与腓肠肌之间取穴。

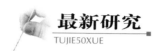

最新研究
TUJIE50XUE

临床实验研究证明：针刺阴陵泉穴有治疗肩关节周围炎的作用。

肩关节周围炎，俗称肩周炎，是肩关节周围的关节囊、软组织损伤、退变等原因而引起的慢性炎症性反应，因好发于 50 岁左右故又称五十肩等。临床多呈肩部持续性钝痛，在急性期可出现剧烈的疼痛，肩关节活动时疼痛加重，尤以外展和内旋时为甚，手臂的上举、外展、内旋、外旋、后伸活动受限，后期病变组织产生粘连，部分出现肩部肌肉萎缩。

肩周炎属中医学的"痹证"，又称漏肩风、冻结肩。多因气摄不足，卫阳不固，腠理疏松，风寒湿邪乘虚而入，流注经脉，气血不畅，经脉闭阻发生痹证。

肩周炎是体力劳动者的多发病，对人体健康和工作危害很大，故应及早治疗，以免影响正常生活。

取穴： 双侧阴陵泉穴。

针具： 0.25mm×75mm 毫针。

操作： 令受术者坐矮凳，屈膝。用 75% 酒精棉球常规消毒，直刺双侧阴陵泉穴，受术者有酸、胀、麻、重的感觉即为得气，每隔 5 分钟捻转提插行针 15 秒左右，留针 20 分钟，留针期间令受术者活动肩关节。每日 1 次，10 次为 1 疗程。

针刺治疗同时，配合功能锻炼，可促进局部组织的粘连松解，效果更佳。

结果： 针刺阴陵泉对于治疗肩关节周围炎有良好的疗效。

作用机理： 阴陵泉是足太阴脾经腧穴，脾乃气血生化之源，主四肢肌肉。针刺阴陵泉穴治疗肩关节周围炎，与调节脾脏的功能、濡养四肢肌肉、除寒湿的作用有关。

《灵枢·本神》："脾气虚，则四肢不用"。

文献记载主治参考
TUJIE50XUE

1. 腹胀，泄泻，水肿，黄疸。
2. 癃闭，遗尿，带下，阴挺。
3. 肩关节痛，膝痛。

特点总结
TUJIE50XUE

阴陵泉为足太阴脾经合穴，是除湿、祛湿要穴。临床常用于治疗因中焦虚弱、脾胃失运或下焦湿热所致的各种肩臂疼痛、膝关节肿痛、膝关节腔积液，以及急慢性肠炎、细菌性痢疾、腹膜炎等病症；还可用于治疗盗汗、小儿麻痹症、尿路感染、尿失禁等。以上病症均是取阴陵泉的温运中焦，利水除湿作用。

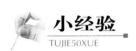
小经验
TUJIE50XUE

针刺阴陵泉、阳陵泉治疗下肢痿软　肖×，男，3岁。下肢痿软3个月。于发热数天后出现右下肢痿软、跛行，易跌倒，活动患肢无痛苦表情。曾服中西药治疗无明显疗效。辨证：经脉失调，经筋不用之痿证。治以强壮筋脉。取右侧阴陵泉、阳陵泉，针用补法。以0.30mm×40mm毫针，徐徐进针，直刺30mm，二穴得气后施小幅度提插捻转手法，针下出现和缓的沉紧感时，留针30分钟，每10分钟行针1次，隔日治疗1次。治疗5次后下肢痿软减轻，11次后获得显效，又治疗2次巩固疗效。

按：本病属"痿证"范畴。治宜疏筋活血通络。阳陵泉为"筋会"，阴陵泉属足太阴脾经，脾主肌肉、四肢，二穴配伍，可激发经络之气，达到疏筋、活血、通络，强壮筋脉的目的。

　　针刺阴陵泉穴治疗骨折后功能受限　　周×，女，15 岁，学生。于三周前不慎摔倒，致肱骨内髁撕脱性骨折，外科给予夹板固定，并悬吊，去夹板后即发现患肘关节呈屈曲位，肘内侧疼痛不能活动，遂来求治。治疗方法：患者取坐位，充分暴露健侧阴陵泉穴，局部常规消毒，取 40~50mm 毫针成 45°角向后斜刺，得气后边捻针边嘱患者活动患肢 5 分钟，然后对患肢局部进行按摩，并进行被动活动，尽量达到健侧肘关节的活动幅度。留针 45 分钟，每 10 分钟行针1 次。经上法治疗 3 次，肘关节疼痛、功能活动获得明显改善。

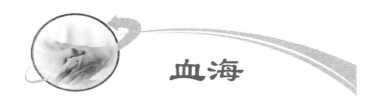

血海

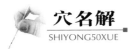

穴名解
SHIYONG50XUE

海，水归大海。本穴在膝上内侧，按之凹陷。穴为足太阴脉气所发，气血归聚之海。脾主统血，温五脏。本穴主治妇人漏下，如血闭不通、逆气胀，为妇人调经要穴，故名"血海"。

定位：仰卧或正坐屈膝位取穴。在大腿内侧，髌底内侧端上2寸。当股四头肌内侧头的隆起处。（图15）

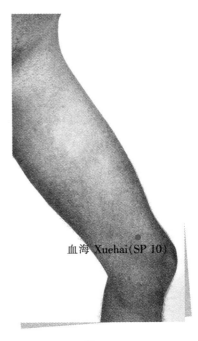

血海 Xuehai(SP 10)

图15

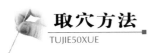

取穴方法
TUJIE50XUE

1. 在髌骨内上缘2寸，当股四头肌内侧头的隆起处，屈膝取穴。

2. 受术者屈膝，施术者以左手掌心按于受术者右膝髌骨上缘，二至五指向上伸直，拇指约成45°斜放，拇指尖下便是该穴。

3. 受术者下肢伸直，施术者以左手掌心按于受术者右膝髌骨上缘，五指并拢，拇指尖端是穴。

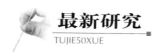

最新研究

TUJIE50XUE

丹皮酚血海穴注射治疗胆碱能性荨麻疹有良好的疗效。

胆碱能性荨麻疹，在热、精神紧张和运动后诱发，多见于躯干和四肢近端，皮疹为 1~2mm 大小的风团，边界清楚或互相融合，周围有红晕，皮损可持续数分钟至 1 或 2 小时不等；好发于青少年，男女无差别，通常冬季加重。有报道本病的发生有家族性。胆碱能性荨麻疹的皮肤反应，是通过中枢神经系统胆碱能性神经传递的。

中医认为主要与风邪有关，相当于"瘾疹"血虚风热型范畴。

取穴：双侧血海穴。

针具：6.5 号注射针头，药物选丹皮酚注射液。

操作：患者取仰卧膝位。抽取丹皮酚液 4mL，用 75% 酒精棉球常规消毒血海穴，以持笔式持针快速刺入皮下后慢慢进针，直刺深度为 20~30mm，行雀啄法（在穴位内轻微有节律的捣动），待得气后（针感向腹股沟和腹部循经传导为好），经回抽无血后，快速推注 2mL 药液，针眼处用 75% 酒精棉球按压片刻。对侧用相同方法注射。每日每穴位注射 1 次，7 次为 1 疗程，如症状好转，间隔 3 日重复施治。

2 疗程后风团、红斑及瘙痒仍复发，则停止本疗法而改用其他疗法。治疗期间，需戒烟戒酒外，还应避免洗热水澡，忌食虾蟹鱼等腥荤发物及辛辣食物，饮食应清淡易消化，并停用一切其他药物。

结果：血海穴注射丹皮酚治疗胆碱能性荨麻疹效果明显。

作用机理：针刺血海穴可以调节胆碱能神经发出冲动，从而平衡乙酰胆碱释放，维持嗜碱性白细胞、肥大细胞内环磷酸鸟苷（CGMP）的水平稳定，调节组胺释放而治愈本病。

文献记载主治参考

TUJIE50XUE

1. 月经不调，经闭，痛经，崩漏，带下，产后恶露不尽，贫血，睾丸炎，小便淋漓。

2. 风疹，瘾疹，湿疹，皮肤瘙痒，丹毒，股内侧痛，膝关节疼痛。

3. 气逆，腹胀。

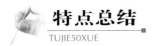

特点总结
TUJIE50XUE

1. 血海穴为足太阴脾经腧穴，可以治疗一切与血有关的病症，临床常用于治疗一些妇科疾病，如月经不调、痛经、经闭、功能性子宫出血、产后恶露不尽等症。

2. 中医认为风是导致皮肤疾病的主要原因，古人有名言："治风先治血，血行风自灭"，因此，血海穴也是治疗皮肤疾病常用穴之一，临床可用于治疗老年皮肤瘙痒症、带状疱疹、银屑病、白癜风、股癣、湿疹、黄褐斑、过敏性紫癜、局限性硬皮病、神经性皮炎等疾病。

3. 血海穴可用于治疗一些生殖系统疾病，如睾丸炎、阳痿等症。

4. 血海穴还可用于治疗一些运动系统疾病，如眼睑下垂、坐骨神经痛、股内侧痛、下肢内侧痛及各种类型的膝关节炎。

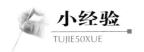

小经验
TUJIE50XUE

针刺血海穴治疗寒冷性红斑　刘×，女，19岁，2004年12月2日就诊。3年来每逢冬季天冷则双手背、足背、膝部等处皮肤出现红色皮疹及红斑，遇冷水加重，夜间瘙痒明显，直至天气转暖才渐渐消退。经其他医院皮肤科诊断为寒冷性红斑，曾内服、外用西药均无效。现求于针灸治疗。治疗方法：取双侧血海穴，选0.30mm×40mm毫针直刺20mm左右，进针得气后行大幅度提插捻转泻法，有强烈酸胀感。留针30分钟。当晚痒感明显减轻。继续治疗，每日1次，5日后斑疹基本消退。治疗14次后痊愈，随访没有复发。

按：针刺血海穴对血液的高凝聚状态和毛细血管的形态及血流状态都有不同程度的影响，能促进血液运行，改善微循环。

针刺血海穴治疗脱发　某患者，男，22岁，2005年3月17日门诊。主诉近日早晨起来梳头时发现大量脱发。查患者头顶区头发柔细稀疏，焦枯无华，无头屑，面色苍白，舌质淡，苔薄白，脉细软。诊为脱发。证乃血气亏虚，发无所养所致。治疗方法：独取血海穴，选用 0.30mm×40mm 毫针，直刺进针 30mm，行补法。经治疗脱发现象明显好转。

按：发为血之余，脾脏为气血生化之源，主统血，血海为脾经穴，既可以益气养血，又可固发生发。

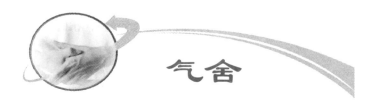

气舍

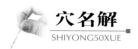

穴名解
SHIYONG50XUE

气，即空气；舍，即居处。本穴与下腹部气冲相应，又靠近气管，呼吸之气流经此处。人当吸气足量时，则肺气上抵气舍；或努力持重时，本穴亦为之充胀，是为气之住舍，因而名为"气舍"。

定位：在胸锁乳突肌区，锁骨上小窝，锁骨胸骨端上缘，胸锁乳突肌的胸骨头与锁骨头中间的凹陷中。（图16）

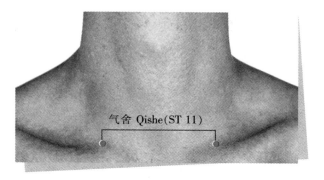

气舍 Qishe(ST 11)

图16

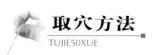

取穴方法
TUJIE50XUE

1. 正坐仰靠，在颈部，于人迎穴直下锁骨内侧端的上缘，距天突穴（定位：位于颈部，当前正中线上胸骨上窝中央）约1.5寸处取穴。

2. 嗓子窝处，靠近胸骨柄上端处取穴。

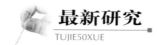

最新研究
TUJIE50XUE

针刺气舍穴治疗弥漫性及结节性甲状腺肿有良好疗效。

甲状腺肿（弥漫性/结节性）是甲状腺疾病中很常见的一个体征。多为良性病变引起，临床主要包括甲状腺瘤、甲状腺囊肿、甲状腺炎、甲状腺癌等。其发病过程较复杂，临床伴随症状也不一致，有的伴甲状腺功能亢进，或甲状腺功能减退，或邻近器官受压症状等。

属中医"瘿瘤"范畴。中医认为本病的病因主要是情志内伤和饮食及水土失宜，与先天因素亦有密切关系。由于长期恼怒或忧虑，使气机郁滞，肝气失于调达，津液不能运化而凝聚成痰。痰气凝之日久，使血液的运行受阻碍而产生气血瘀滞，气滞痰凝，结于颈前，形成瘿病。或因饮食失调或水土失宜，一则影响脾胃功能，脾失健运，聚湿生痰，二则影响气血的正常运行，痰气瘀滞结聚颈前则发为瘿。

甲状腺肿的发病机制与病因目前仍不明了，很可能由多因素所致，如遗传、放射、免疫、地理环境因素、致甲状腺肿因素、碘缺乏、化学物质刺激及内分泌变化等多方面综合刺激所致。

结节组织瘀积日久形成甲状腺瘤，局部细胞组织增生久而久之形成甲状腺癌，危及患者生命。故应及早就医，切莫耽搁。

取穴：气舍穴。

针具：0.30mm×30mm 毫针。

操作：用75%酒精棉球常规消毒，采用斜刺法，针尖斜向甲状腺腺体或结节中心。进针12mm，采用拇指后退为主的捻转泻法，留针30分钟。隔日针刺1次，连续治疗1个月为1疗程。

结果：针刺气舍穴治疗甲状腺肿在吞咽困难、咽喉异物感、胸闷胁胀等症状体征方面有明显优势。

多中心随机对照试验研究证明：针刺气舍穴与口服甲状腺片在甲状腺超声评价中及对 sTSH、FT4、FT3 等指标的影响无显著性差异。

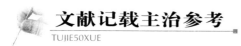

文献记载主治参考

1. 咳嗽，哮喘，呃逆。

2. 咽喉肿痛，哽噎，瘿瘤，瘰疬。

3. 颈项强痛。

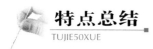

特点总结

1. 气舍穴为足阳明胃经腧穴，邻近甲状腺，是治疗甲状腺病（瘿瘤）、扁桃体炎、颈淋巴结核常用的穴位，主要取之近治作用。

2. 气舍穴为足阳明胃经腧穴，可以治疗胃气上逆之呃逆。

3. 气舍穴还可用治咽喉肿痛、咳嗽、支气管炎、喘息等病症。

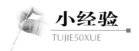

小经验

针刺气舍穴治疗呃逆　赵×，女，35岁，农民，内蒙古赤峰市人。于2004年3月18日初诊。患者反复发作呃逆已有2年余。呃逆经常发作，呃逆响亮，连连不止，脘腹胀满，胸闷心烦，口臭，病情时轻时重，呃逆难抑，昼夜不停，不能参加劳动，经多家医院用中西药治疗，但未根治。今呃逆发作较重，取气舍穴，选用0.25mm×25mm毫针，进针12mm，行强刺激提插捻转，留针30分钟左右。经治疗呃逆痊愈。

在没有针具的条件下，不停地打嗝时，可以利用指压法按压气舍穴，对止嗝非常有效。

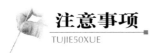

注意事项

刺法：气舍直下的解剖结构是颈部的大血管和迷走神经、胸膜顶前壁等，故在针刺气舍穴时要严禁深部针刺。一般针刺深度限制为 15mm 以内，避免发生气舍穴针刺意外。

·如不慎发生意外，出现心脏搏动骤然减弱或骤停致使血压突降，导致脑缺氧而面部苍白、发绀、出冷汗和晕厥等症状，或因深刺损伤胸膜前壁导致气胸时，应立即就医。

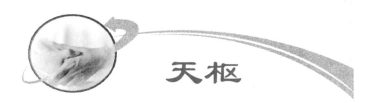

天枢

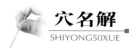

穴名解
SHIYONG50XUE

天，为气化运行自然之序，《素问·至真要大论》："身半以上，天之分也，天气主之；半以下，地之分也，地气主之。半，所谓天枢也。"枢，指枢纽，为致动之机。脐上应天，脐下应地，本穴位于脐旁，为天地上下腹之分界，正当人身之中，通于中焦，有斡旋上下、职司升降之功，为中下二焦气化出入之枢纽；内应横结肠屈曲迴折之端，其功能长于助使膈下脏器运行加速，即辅助肠中水谷气化吸收水分，排出干矢，增益蠕动之力，故名天枢。

定位：在腹部，横平脐中，前正中线旁开2寸。（图17）

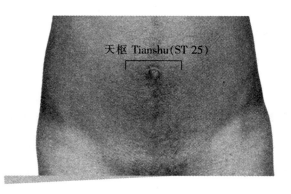

天枢 Tianshu (ST 25)

图 17

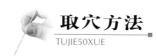

取穴方法
TUJIE50XUE

肚脐水平向左右两边取 2 寸处是穴。

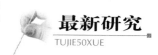

最新研究
TUJIE50XUE

深刺天枢穴加电针治疗结肠慢传输型便秘疗效明显。

便秘（chronic constipation，CC），是以大便排出困难、排便不适及排便时间延长为主诉的症候群。正常时每日便次 1~2 次或 2~3 日排便 1 次。引起便秘的原因很多，也很复杂。便秘有急性和慢性之分。

便秘分型：

（1）急性便秘多由肠梗阻、肠麻痹、急性腹膜炎、急性心肌梗死、脑血管意外、肛周疼痛性疾病等急性疾病引起，主要表现为原发病的临床表现。

（2）慢性便秘多无明显症状，但较敏感者，可有口苦、嗳气、食欲减退、腹胀、发作性下腹痛、排气多等胃肠症状，还可伴有头昏、头痛、易疲劳等神经官能症症状。由于粪便干硬，或呈羊粪状，患者可有下腹部痉挛性疼痛、下坠感等不适感觉。有时左下腹可触及痉挛的乙状结肠。

国际上根据结肠动力学特点，将慢性功能性便秘分为结肠慢传输型便秘、功能性出口梗阻型便秘和混合型便秘。

（1）结肠慢传输型便秘系指结肠动力障碍，主要表现为排便次数减少，缺乏便意或粪质坚硬。

（2）功能性出口梗阻型便秘系指盆底动力障碍，主要表现为排便不净感、排便费力或排便量少，常伴肛门直肠下坠感。

（3）混合型则为结肠慢传输型与功能性出口梗阻型同时存在。

一旦发生便秘，尤其是较严重、持续时间较长的便秘，患者应及时到医院检查，查找引起便秘的原因，以免延误原发病的诊治，并及时、正确、有效地解决便秘的痛苦，切勿滥用泻药。

便秘在中医为"大便难""脾约"等，主要由燥热内结、气机郁滞、津液不足和脾肾虚寒导致大肠腑气不通，传导失职，故大便困难。

取穴：双侧天枢穴。

针具：0.30mm×75mm毫针，韩氏穴位神经刺激仪（型号LH202H）。

操作：用75%酒精棉球常规消毒，直刺2.5~2.8寸，接韩氏穴位神经刺激仪，选用连续波，频率20Hz，强度以患者腹部轻度颤动为度，每次留针30分钟。每日1次，每周5次，疗程2周。

针具不具备条件下，也可按揉天枢穴，对于治疗便秘效果亦较好。

结果：深刺天枢穴治疗结肠慢传输型便秘疗效确切。

与乳果糖口服液比较，电针天枢穴疗效明显且有一定后治疗效应，而且无不良反应，是一种简便、安全的疗法。

作用机理：排便动作受大脑皮层和腰骶部脊髓内低级中枢调节。通过直肠收缩、肛门括约肌松弛、腹肌及膈肌收缩，将粪便排出体外。天枢为大肠经之募穴，腑气之所通，大肠经经气汇聚于此。便秘属肠腑受病，病位深在，且腹深如井，非长针不能得之。长针深刺，当属《灵枢·官针》中"输刺"范畴："输刺者，直出直入，稀发针而深之，以治气盛而热者也"。所以，在保证安全的前提下，可以考虑对此穴位进行深刺，以达到最佳疗效。

另一项临床研究显示：电针天枢穴治疗腹泻型肠易激综合征效果亦佳。

肠易激综合征（irritable bowel syndrome，IBS）是临床上常见的一种肠道功能紊乱性疾病，以持续性或间歇性腹痛、腹胀、排便习惯改变和大便性状异常、黏液便等为主要表现的临床综合征，经检查排除可以引起这些症状的器质性疾病。肠易激综合征可分为腹泻型、便秘型、腹泻便秘交替型三种，其中腹泻型最常见。

腹泻型肠易激综合征可归属于中医学"腹泻""泄泻"等范畴，针灸疗法治疗该病已有悠久的历史和丰富的经验。

> 《千金方》："脉紧，脐下痛……灸天枢针关元补之"。

注：关元，位于脐下三寸处。

取穴：双侧天枢穴。

针具：0.30mm×75mm 毫针，韩氏穴位神经刺激仪（型号 LH202H）。

操作：用 75%酒精棉球常规消毒，直刺 50mm 左右，接韩氏穴位神经刺激仪，选疏密波，频率为 2/100Hz，脉冲宽度 0.2~0.6ms，电流强度 2~4mA。每次治疗 20 分钟，每日 1 次，6 次为 1 疗程，疗程间休息 1 日，共治疗 2 疗程。

结果：电针双侧天枢穴治疗腹泻型肠易激综合征效果明显。

电针天枢穴治疗腹泻型肠易激综合征在腹泻症状、腹胀不适的频度等方面与非天枢穴比较，天枢穴明显优于非天枢穴。

文献记载主治参考
TUJIE50XUE

1. 腹胀肠鸣，绕脐腹痛，便秘，泄泻，痢疾。
2. 癥瘕，月经不调，痛经，闭经，乳汁不通。
3. 肾绞痛。

特点总结
TUJIE50XUE

1. 天枢穴为足阳明胃经腧穴，大肠募穴。但凡肠道疾患，局部治疗首选天枢，诸如泄泻、便秘、痢疾、肠鸣腹胀等症均可用天枢穴进行治疗。
2. 天枢穴又可治疗一些妇科病症，如月经不调、痛经等症。

小经验
TUJIE50XUE

针刺天枢穴治疗头痛　钱×，女，45 岁。自诉 3 年前因受风寒前头痛如针刺，伴头晕，劳累后发作加剧，多梦，精神不振。查：面色黯，苔薄白，舌质紫，脉沉涩。诊断：血瘀型头痛。治疗：取双侧天枢穴，0.30mm×40mm 毫针，直刺 35mm 得气后施泻法。间歇动留针 1 小时，每日 1 次。经 10 余次治疗而愈，随访半年未见复发。

针刺天枢穴治疗月经过多 郝×，女，49岁，工人。自诉下腹坠胀感，月经量多，经期7~10天，病程10年余，伴头晕、眼花、耳鸣。查：面黄，颜面色素沉着，苔薄白，舌质淡，边有齿痕，脉沉细。血常规及B超检查未发现异常。诊断：月经过多，脾虚型。治疗：取双侧天枢穴，用0.30mm×40mm毫针刺入35mm，针尖略向外侧，间歇动留针40分钟，补法。于经前5日开始治疗至经期结束为1疗程。治疗2疗程，经量正常，颜面色素变淡。随访半年未复发。

按压天枢穴治疗便秘 按压该穴时可使便秘者有轻度压迫感，有便意时如厕，并自己用左右两拇指分别持续按压左右天枢穴，力度以产生轻度压迫感为宜（便秘者无法自行按压时可由旁人辅助完成）。

按： 天枢穴有促进排便之功效。本法经济实用，简单易行，无须便秘者屏气收腹用力，增加了舒适感，减少体力消耗，特别对于有心脑血管疾病的便秘者，可避免腹压骤升诱发并发症。

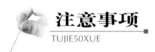

注意事项
TUJIE50XUE

因天枢穴位于腹部，虽有"腹部深如井"之说，但对体瘦者或孕妇进针不可过深，以免伤及肠道或胎儿。

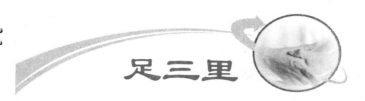

足三里

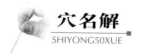

穴名解
SHIYONG50XUE

解释一：《灵枢·九针十二原》："阳有阴疾者，取之下陵三里。"即取陵下三寸处。（《太素》注：杨上善谓："一寸一里也。"）

解释二：《内经》："天枢以上，天气主之；天枢以下，地气主之；气交之分，人气从之。万物由之。"本穴统治腹部上中下三部诸症，因此称为"三里"（古时"理"与"里"通）。本穴在下肢，故名"足三里"，以此区别于手三里。

定位：在小腿前外侧，当犊鼻下3寸，犊鼻与解溪连线上。（图18）

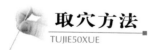

取穴方法
TUJIE50XUE

1. 外膝眼下3寸，胫骨前嵴外1横指。

2. 患者正坐屈膝，手从膝盖正中往下摸胫骨粗隆，粗隆外下缘直下1寸是穴。

3. 患者正坐屈膝，用同侧手按在膝盖上，食指抚于膝下胫骨，中指尖处是穴。

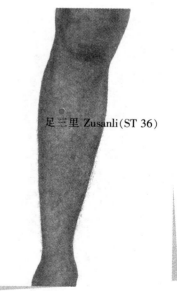

足三里 Zusanli(ST 36)

图18

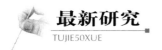
艾灸足三里穴对老年人感冒有良好的预防作用。

感冒，中医称"伤风"，是由多种病毒引起的一种呼吸道常见病，多发于初冬，但春、夏季也可发生。感冒的早期症状有咽部干痒或灼热感、喷嚏、鼻塞、流涕，开始为清水样鼻涕，2~3 天后变稠；可伴有咽痛；一般无发热及全身症状，或仅有低热、头痛。一般经 5~7 日痊愈。老年人由于肺功能及抗病能力的降低，罹患感冒时，很少会出现典型症状，往往以咳嗽、咯痰、食欲不振为主要临床表现。

流行性感冒，是由流感病毒引起的急性呼吸道传染病，不属于该范畴。

取穴：双侧足三里穴。

用具：艾绒等级：清绒；艾炷大小：艾炷作用底面宽 10mm，艾粒高 9mm；艾粒：紧实，燃烧时间为 6 分钟；艾炷刺激强度：温热感而无灼痛，不产生灸疮。

操作：75%酒精棉球常规消毒，用棉棒在足三里穴涂上甲紫药水，点燃酒精灯，将艾炷在酒精灯上点燃并粘贴在穴位上，6 分钟后取下，并换第二炷。如此艾灸每次两穴共灸 6 壮，每穴 3 壮，隔日 1 次，每周 3 次，共治疗 2 个月。

结果：对于减少老年人感冒的患病次数和减轻感冒症状都具有一定的效果。

作用机理：足三里穴对垂体-肾上腺皮质系统功能有双向性良性调整作用，提高机体防御疾病的能力。

另一项临床研究显示：电针足三里穴对恶性肿瘤化疗后恶心呕吐有良好的止呕作用。

化疗引起的恶心呕吐（chemotherapy induced nausea and vomiting，CINV）是肿瘤患者化疗过程中常见的胃肠道不良反应。

严重的恶心呕吐会影响化疗的顺利进行以及患者的生存质量，大约有 6%的患者因无法耐受化疗引起的胃肠道逆反应而拒绝继续治疗。

取穴：双侧足三里穴。

针具：0.30mm×40mm 毫针，纱布，韩氏穴位神经刺激仪（型号 LH202H）。

操作：用 75% 酒精棉球常规消毒，垂直进针 25×35mm，行小幅度的捻转补法，行针 3 分钟，30 次/分，使受术者出现酸胀感，且针感向足趾放散。接韩氏穴位神经刺激仪，一极接针柄，一极用浸有盐水的纱布裹上，固定于同侧踝部，使用疏密波，频率选 2/100Hz，通电后电流强度逐渐加大到 1mA，通电时间为 20 分钟。每日 1 次，10 日为 1 疗程。

结果：电针足三里穴可明显抑制化疗后出现的恶心、呕吐等症状。

在试验研究中，发现电针足三里穴加格拉司琼，明显抑制了受术者化疗后的恶心、呕吐等症状，显著提高了患者的生活质量，疗效明显优于单用格拉司琼，达到了预期治疗效果，降低了患者的治疗费用，具有广阔的临床应用前景。

作用机理：针灸刺激足三里穴，可使胃肠道蠕动有力而规律，并能提高多种消化酶的活力，增进食欲，帮助消化；可以改善心功能，调节心律，增加红细胞、白细胞、血红蛋白和血糖量，故对于化疗后的不良反应有良好的抑制作用。

另一项临床研究显示：电针足三里穴可减轻胃镜检查不良反应。

胃肠疾病检查中应用纤维胃镜的范围越来越广泛，但胃镜检查的不良反应较多，在纤维胃镜检查时，由于机械刺激，使患者感觉胃部胀痛、恶心、呕吐、胆汁反流。在胃镜直接观察下可见食管、贲门、幽门持续痉挛，紧闭不开放和胃镜插管受阻，并且在检查后还有腹痛不适等症状。针刺足三里可缓解该检查引起的不良反应。

取穴：双侧足三里穴。

针具：0.30mm×40mm 毫针，韩氏穴位神经刺激仪（型号 LH202H）。

操作：用 75% 酒精棉球常规消毒，在胃镜检查前 30 分钟，取双侧足三里穴，刺入 25mm，得气后接韩氏穴位神经刺激仪，起伏波，频率 50Hz，强度以患者能耐受为度，留针 20 分钟。

结果：电针足三里穴对胃镜检查引起的不良反应有明显预防作用。

尤其在胃镜检查的即刻，无论是胃镜检查后即刻总积分，还是对每个症状体征，都有良好的预防作用。

文献记载主治参考

TUJIE50XUE

1. 胃痛，呕吐，噎膈，腹胀，腹痛，肠鸣，纳呆，食积，泄泻，便秘，痢疾，肝炎，胆道蛔虫症。

2. 虚劳羸瘦，咳嗽气喘，心悸气短，头晕。

3. 失眠，癫狂，高血压，中风后遗症，月经不调。

4. 腰痛，下肢痿痹，肩痛，脚气，水肿，石淋。

5. 痤疮，风疹，湿疹，神经性皮炎，乳痈。

特点总结

TUJIE50XUE

1. 足三里穴是提高人体免疫力，抗衰老的最常用穴位。

> 孙思邈：若要安，三里莫要干。

2. 足三里穴为足阳明胃经之合穴，足阳明胃经又与人体内许多脏器直接或间接联系，故临床上绝大多数脾胃疾病，如各种胃炎、腹痛、便秘、泄泻、消化不良、呕吐等症，皆可以足三里为主穴或配穴治之。

> 《灵枢》：荥输治外经，合治内腑。
> 《四总穴歌》：肚腹三里留。

3. 足三里穴有通经活络、疏风化湿的作用，可用于治疗小腿痛、腰痛、脚气等病症。

4. 足三里穴还可以治疗很多其他病症：如肝炎、胆结石、心慌气短、头晕、痤疮、各种皮肤病等病症。

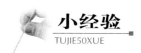

小经验
TUJIE50XUE

针刺足三里治疗输尿管结石　韩×，女，48 岁，2006 年 3 月 27 日初诊。晨起后突发左侧腰部持续性疼痛，伴有左腹部及左大腿内侧疼痛，并发现小便色红如洗肉水样。查体：面色苍白，表情痛苦，坐卧不宁，体温正常，腹部触诊无肌紧张及反跳痛，左肾区下方触按疼痛加剧。尿液镜检红细胞满视野，腹部彩超示左侧输尿管上段有 0.4cm×0.6cm 强回声团，临床诊断为"输尿管结石"。在给予常规治疗 3 小时后疼痛无减轻，立即针刺双侧足三里穴治疗，强刺激手法，5 分钟行针 1 次，以针感传导至足趾部为好，留针 15 分钟。第 1 次行针完毕时患者感觉疼痛感已减轻许多，15 分钟后起针时已基本上无疼痛感觉。第 2 天肉眼观察尿液颜色正常，镜下见红细胞少许，腹部彩超左侧输尿管上段无异常，症状消失病愈。

防病保健方法　方法如下：

一是每天用拇指或中指按压足三里穴 1 次，每次每穴按压 5~10 分钟，每分钟按压 15~20 次。注意每次按压要使足三里穴有针刺样的酸胀、发热感觉。

二是可用艾条做艾灸，每周艾灸足三里穴 1~2 次，每次灸 15~20 分钟。艾灸时应让艾条的温度稍高一点，使局部皮肤发红，艾条缓慢沿足三里穴上下移动，以不灼伤局部皮肤为度。

坚持以上防病保健方法 2~3 个月，会使胃肠功能得到改善，使人精神焕发，精力充沛。

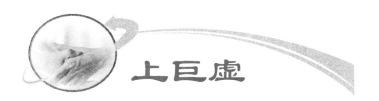

上巨虚

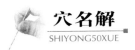

穴名解

SHIYONG50XUE

本穴原名"巨虚上廉"。巨，大的意思；虚，即空隙凹陷之处。巨虚，即指大空隙。（廉，有侧、隅之意。）本穴位于小腿前外侧，下巨虚之上端，故简称"上巨虚"。

定位：在小腿前外侧，当犊鼻下 6 寸，犊鼻与解溪连线上，距胫骨前缘 1 横指（中指）。（图 19）

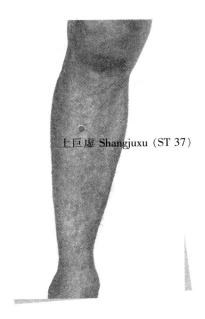

上巨虚 Shangjuxu（ST 37）

图 19

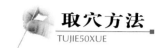

取穴方法

TUJIE50XUE

足三里下 3 寸，即外膝眼下 6 寸，距胫骨前缘 1 横指。

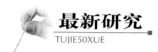

最新研究

TUJIE50XUE

针刺上巨虚穴有治疗溃疡性结肠炎的作用。

溃疡性结肠炎（ulcerative colitis，UC），又称慢性非特异性溃疡性结肠炎，是一种原因不明的结肠炎性疾病。病变主要限于大肠黏膜与黏膜下层。临床表现有腹泻、黏液脓血便、腹痛和里急后重。病情轻重不等，多呈反复发作慢性病程。

里急后重：大便时腹痛窘迫、时时欲泻、肛门重坠、便出不爽之症。

取穴： 双侧上巨虚穴。

针具： 0.30mm×40mm 毫针。

操作： 用 75% 酒精棉球常规消毒，直刺 25~35mm，得气后用平补平泻手法捻转 1 分钟，捻转角度 90°~180°，频率 60 次/分，每 10 分钟行针 1 次，留针 30 分钟。每日 1 次，10 日为 1 疗程，疗程间隔 2 日，共针刺 3 疗程。

可同时每天口服水杨酸柳氮磺吡啶，剂量遵医嘱。

结果： 针刺双侧上巨虚穴对于溃疡性结肠炎患者的症状、体征有明显改善作用。

针刺双侧上巨虚穴加口服水杨酸柳氮磺吡啶对于溃疡性结肠炎患者的症状体征、结肠黏膜状态以及大便隐血等方面均有明显改善作用，且与疗程呈正相关。

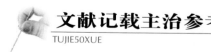

文献记载主治参考

TUJIE50XUE

1. 肠中切痛，肠痈，泄泻，便秘。

2. 下肢痿痹，脚气。

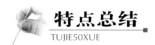
1. 上巨虚穴为足阳明大肠经的下合穴，常用于治疗肠道疾病，如泄泻、便秘、阑尾炎、胃肠炎、细菌性痢疾等肠道疾病。治疗时常用补法。

2. 上巨虚穴的近治作用可用于治疗脚气、膝胫酸痛等下肢疾病。

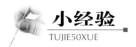
小经验
TUJIE50XUE

针刺上巨虚穴可治阑尾炎　受术者仰卧位。施术者用手指压迫右上巨虚穴的上下（有条索状）敏感点，先刺中间一针 30~40mm，然后视痛点范围而间隔 1cm 刺 1 针，刺 3~5 针，反复将各针提插捻转约 60~80 分钟，使针感能达到腹部、足部。病重则每天针 2~3 次。

肠痈包括急慢性阑尾炎、阑尾周围脓肿等，临床以右下腹固定压痛、肌紧张、反跳痛为特征。如果疼痛严重，针刺不能缓解应马上就医，以免贻误病情。

艾灸上巨虚穴治疗虚寒性腹泻　受术者坐位或仰卧位，取双侧上巨虚穴，艾炷灸 3~7 壮或艾条灸 5~15 分钟，每日 1 次，10 日为 1 疗程，疗程间休息 2 日，灸 2 疗程。

虚寒性腹泻：黎明之前腹中微痛，肠鸣即泻，泻后痛减，可伴有形寒肢冷，腰膝酸软，舌淡苔白，脉沉细。

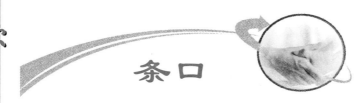

条口

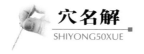

穴名解
SHIYONG50XUE

条，长的意思；口，即出入经过之处。本穴位于上、下巨虚之间，胫、腓骨间隙中，当足尖上翘时，是穴处肌肉出现凹陷，有如条口形状，故名条口。

定位：在小腿前外侧，当犊鼻下8寸，犊鼻与解溪连线上。（图20）

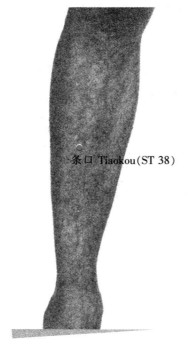

条口 Tiaokou(ST 38)

图20

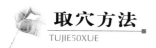
1. 正坐屈膝，足三里穴直下，于外膝眼与外踝尖连线之中点同高处取穴。
2. 足三里穴下 5 寸，即上巨虚穴下 2 寸，距胫骨前缘 1 横指。

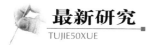

最新研究
TUJIE50XUE

针刺条口穴对治疗肩关节周围炎疗效良好。

肩关节周围炎俗称冻结肩、漏肩风，是肩关节周围肌肉、肌腱、韧带、筋膜等软组织的病变。发病原因目前尚不清楚，多见于 50 岁左右中年女性。主要表现为早期肩关节呈阵发性疼痛，常因天气变化及劳累而诱发，以后逐渐发展为持续性疼痛，并逐渐加重，昼轻夜重，夜不能寐，不能向患侧侧卧，肩关节向各个方向的主动和被动活动均受限。肩部受到牵拉时，可引起剧烈疼痛。肩关节可有广泛压痛，并向颈部及肘部放射，还可出现不同程度的三角肌的萎缩。

中医认为，漏肩风即露肩当"风"的意思，临床上以风寒之邪多见，寒邪侵入经络，则血脉凝滞，"不通则痛"，所以漏肩风以疼痛为主。针灸条口穴对肩关节周围炎患者效果甚好。

取穴：左肩痛取右侧条口穴，右肩痛取左侧条口穴。

针具：0.30mm×40mm 毫针，韩氏穴位神经刺激仪（型号 LH202H）。

操作：用 75% 酒精棉球常规消毒，直刺健侧条口穴，深约 20mm，得气后接疏密波，频率为 2/100Hz，电流强度以受术者能够耐受为度。每日 1 次，1 次 20 分钟，6 次为 1 疗程。治疗同时活动患侧肩关节。

结果：电针条口穴能减轻患肩疼痛和改善肩关节功能。

针刺治疗，不仅使肩关节活动度明显改善，而且可使肩周炎的治疗进入良性循环。针刺治疗的起效时间多集中体现在治疗的第 2~3 天，如果经过 2~3 天的治疗仍不缓解者，则针刺治疗的总体疗效多较差。

在多中心随机对照试验中，电针条口穴对患者肩关节活动度改善作用明显优于口服双氯芬酸钠缓释剂（扶他林缓释片）。

作用机理：针刺条口穴可使局部肌肉有节律地舒缩，局部血管扩张，血液循环改善，从而加快局部炎症物质的吸收，达到减轻疼痛和松解粘连程度的目的，阻断恶性循环链，起到治疗作用。

文献记载主治参考
TUJIE50XUE

1. 下肢痿痹，跗肿，转筋。
2. 肩臂痛，坐骨神经痛，急性腰扭伤。
3. 闭经，小儿遗尿，胃痛。

特点总结
TUJIE50XUE

1. 条口穴是治疗肩关节炎的经验效穴，临床多采用该穴与肩髃穴（定位：在肩部，三角肌上，臂外展或向前平伸时，当肩峰前下方凹陷处）配合治疗肩关节炎。

2. 条口穴是足阳明胃经腧穴，可治局部病症。今常用之治疗急慢性腰痛、膝关节炎等疾病。

3. 条口穴还可与其他穴位配合用于治疗月经不调、小儿遗尿等症。

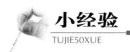
小经验
TUJIE50XUE

针刺条口穴治疗遗尿 刘×，女，4岁，2006年4月2日就诊。患儿长期以来夜间经常遗尿，少则二三日1次，多则一夜数次，尿后不能自醒，控制饮水无甚效果。患儿发育良好，精神佳，食欲正常，日常活动亦正常。仅取单侧条口穴点刺，每周2次，共针7次，遗尿即愈。随访2年未复发。

点刺：针刺手法中的一种，也是速刺法。其法是以左手捏紧皮肤，右手持针，用拇、食指握针柄，中指紧贴针尖上部约2mm左右处，迅速刺入皮下浅层静脉，立即出针，然后压挤出数滴血液的方法。此法一般多用三棱针。

针刺条口穴治疗胃痛　庄×，女，39 岁，2004 年 3 月 21 日就诊。患慢性胃炎近十年。患者常感胃脘部隐隐作痛，喜温喜按，遇冷加剧，呕吐清水，大便稀薄，小便清长，失眠多梦，面色无华，形体消瘦，纳食较少，神情疲惫，四肢无力，舌质淡，苔薄白，脉沉细弱。诊断：胃痛，脾胃虚寒。治疗方法：取双侧条口穴深刺，捻转、呼吸补法，使针感向上传导至胃脘部，留针 40 分钟，间隔 5 分钟行 1 次针。每周 3 次，3 周后病情大有改善，胃痛减轻，呕吐清水停止，食欲增加，大便成形。针刺 5 周后症状完全消除。

按：患者素体脾胃虚弱，脾阳不振，导致中焦虚寒，脉络失于温养而胃痛。针刺条口穴，能够调理脾胃，增强中焦运化功能，理气除寒，故疼痛消除。

呼吸补法：是指在用针刺手法时配合患者的呼吸。当呼气时进针，转针；吸气时退针为呼吸补法。

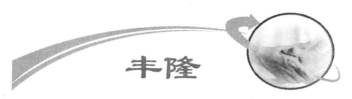

丰隆

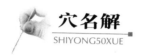

穴名解
SHIYONG50XUE

丰隆，是雷神的名字（如屈原："召丰隆使先导兮""吾令丰隆乘云兮"；《淮南子》："季春三月丰隆乃出"）。本穴在人体下肢，犹如雷起地下。于《易经》在卦，则为"复"、"豫"之象。"顺动来复也"。本穴司气分之升降，于体则豫，于用则复。犹地气升为云，天气降为雨。丰，有满的意思；隆，指隆起、盛。本穴属足阳明经，而足阳明经为多气多血之经，谷气隆盛之脉，同时本穴所处肌肉丰满而隆起，故名丰隆。

定位：在小腿前外侧，当外踝尖上 8 寸，距胫骨前缘 2 横指处，即条口穴外侧 1 寸。（图 21）

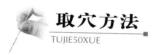

取穴方法
TUJIE50XUE

1. 在犊鼻下 8 寸，条口穴外侧 1 寸处，约当犊鼻与解溪的连线中点处取穴。

2. 正坐屈膝，于外膝眼与外踝尖连线之中点同高，距离胫骨前嵴约 2 横指处取穴。

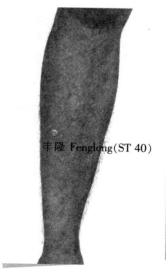

丰隆 Fenglong(ST 40)

图 21

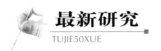

电针丰隆穴对治疗高脂血症效果明显。

高脂血症也叫血脂异常，是指血液中一种或多种脂质的含量超过正常值，可表现为高胆固醇血症、高甘油三酯血症，或两者兼有。

高脂蛋白是动脉粥样硬化的主要原因，动脉粥样硬化可引起心脑血管疾病；高脂血症又可引起胆石症，所以危害很大。

中医无此病名，可从肝、肾、脾三脏论治。肝有肝气、肝阴，若肝阴暗耗，肝阳偏亢，化风内动，上扰清空，可发为头晕；脾虚化源衰少，则五脏之精少而肾失所藏，致使肾水不足，肝失滋养，肝阳上亢，亦可发为头痛、眩晕等症。肝为刚脏，赖肾水以滋养，肝肾阴虚则头眩目干、腰膝酸软、心烦胸闷等，治以养肝、柔肝、补肾、滋阴之法，常可达到降低血脂的目的。

取穴：双侧丰隆穴。

针具：0.30mm×40mm毫针，韩氏穴位神经刺激仪（型号LH202H）。

操作：用75%酒精棉球常规消毒，直刺丰隆穴，进针30mm，得气后接韩氏穴位神经刺激仪，疏密波，频率2/100Hz，留针30分钟，每日1次。连续5次为1疗程，1周5次，共治疗4周。

结果：电针丰隆穴能够降低高脂血症患者血清胆固醇和低密度脂蛋白水平，改善患者的临床症状，因此可作为高脂血症患者一种有效的治疗方法。

作用机理：电针丰隆穴能够降低高脂血症患者血清胆固醇和低密度脂蛋白水平，改善患者的临床症状，可作为高脂血症患者的一种有效治疗方法。

文献记载主治参考
TUJIE50XUE

1. 咳嗽，痰多，哮喘，梅核气。

2. 头痛，眩晕，高血压，中风及中风后遗症，面瘫，失眠，癫狂痫。

3. 呃逆，便秘，牙痛，三叉神经痛。

4. 下肢痿痹，关节炎，颈椎病，腰扭伤，肩周炎。

5. 神经性皮炎，阳痿。

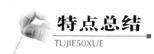

特点总结
TUJIE50XUE

1. 丰隆属足阳明胃经。现代研究发现丰隆穴有良好的降脂作用，故临床医生多用丰隆治疗高脂血症。从中医方面讲，丰隆穴为祛痰要穴，可用于治疗各种由痰引起的病症，如咳嗽、支气管炎、哮喘、慢性咽炎。

丰隆不仅可治有形之痰，也可用治无形之痰。一般认为高血脂也与无形之痰有关。

《玉龙歌》："痰多宜向丰隆寻"。

2. 丰隆穴为足阳明胃经腧穴，可用于治疗腹部疾病，如腹痛、呕吐、便秘等症。
3. 丰隆穴利湿效果亦非常明显，可用于治疗水肿、咯痰、头晕等症。
4. 丰隆穴可用治小腿局部病变，如下肢痿痹、关节炎等。

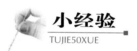

小经验
TUJIE50XUE

隔姜灸丰隆穴治疗便秘　严×，男，72岁，农民，2005年7月9日初诊。主诉：大便秘结3年余。患者3年前渐发大便秘结，隔3~5日大便1次，粪便先硬后溏，无里急后重等症状。曾服果导、大黄苏打片等药但只能一时获效。伴倦怠乏力，胃纳不佳，口淡不渴，形寒肢冷，小便清长，舌淡胖苔白而润。证属脾胃虚寒型。取丰隆穴治疗。操作方法：用隔姜灸。取老姜数片，并在其中扎针孔数个，置于双侧丰隆穴，其上放大艾炷施灸，约3~5壮。隔日1次，10次为1疗程，治疗期间禁食生冷饮料。患者第2次来施灸时告曰：今晨已大便1次。共施灸2个疗程，大便正常且胃纳转佳，精神好转。

温针灸丰隆穴治疗眩晕　葛×，女，48岁，2008年3月9日初诊。主诉：头晕、视物旋转、卧床不起一周。中西药物治疗无效，前来诊治。查：眩晕、不能起坐，食欲不振，恶心欲吐，胸胁满闷，精神萎靡，肢体困重倦怠，舌淡苔白腻，脉濡。证属痰浊上犯。治拟温化痰浊，宣窍止晕。取丰隆穴治之。操作方法：患者平卧，取 0.30mm×40mm 毫针用指切进针法进针，施平补平泻手法，得气后在针尾上插 3cm 艾条施灸，约 3 壮。共治 5 次，即告痊愈，随访 6 个月未复发。

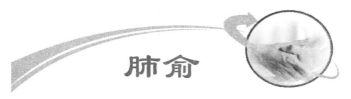

肺俞

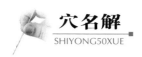

穴名解
SHIYONG50XUE

肺，即肺脏。俞，输之意。肺俞名意指肺脏的湿热之气由此外输膀胱经。

定位：当第 3 胸椎棘突下，旁开 1.5 寸。（图 22）

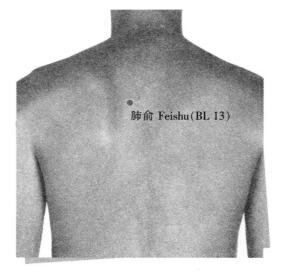

肺俞 Feishu(BL 13)

图 22

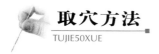

取穴方法
TUJIE50XUE

定位时一般采用正坐或俯卧姿势。肺俞穴位于背部，在背部第 3 胸椎棘突下，左右旁开 2 指宽处。先低头找到脖子后面正中有一个骨性的突起，这是第 7 颈椎的棘突，往下数 3 个这样的突起，即是第 3 胸椎棘突，再往两边 1.5 寸处是穴。

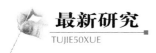

最新研究
TUJIE50XUE

电针肺俞穴对支气管哮喘（急性发作期）平喘作用明显。

支气管哮喘（bronchial asthma，简称哮喘），是由多种细胞特别是肥大细胞、嗜酸性粒细胞和 T 淋巴细胞参与的慢性气道炎症性疾患。临床表现有：咳嗽、咳痰、胸闷、反复发作性呼吸困难，严重者被迫采取坐位或呈端坐呼吸，干咳或咳大量白色泡沫痰，甚至出现发绀等。常在夜间和（或）清晨发作、加剧。

中医认为本病病理变化主要以肺为主，涉及脾、肾，后期累及心脏。因此，哮喘大多初病在肺，以邪实为主，久病可累及于肾。但如本病反复发作，病程较长，临床上常常出现肺、脾、肾三脏俱虚的现象。如患者再感受诱因，新邪引动伏饮，痰气交阻，上壅于肺，便会导致哮喘发作，表现为邪实正虚的错杂现象。针灸在治疗支气管哮喘急性发作期轻、中度型疗效显著。

中医对哮喘的记载颇多，如《内经》有喘鸣、喘喝之称；汉代张仲景《金匮要略》又名"上气"，并有"咳而上气，喉中水鸡声"的记载；元代朱丹溪《症因脉治》首创哮喘之名，后世医家又将哮和喘分而为二，明代虞抟《医学正传》中指出："喘以气息言，哮以声响名"，认为呼吸急促，张口抬肩为喘证，而喘气出入，喉间有声为哮证，哮证必兼喘，而喘证不必兼哮。这样区别对辨证论治有一定意义，但临床上喘和哮常不易区别，即使同一患者也可发作轻时似喘，而发作加重时则成哮。

取穴：双侧肺俞穴。

针具：0.30mm×25mm 毫针，韩氏穴位神经刺激仪（型号 LH202H）。

操作：用 75% 酒精棉球常规消毒，持针向脊柱方向斜刺，根据患者胖瘦进针 15~20mm，得气后，接韩氏穴位神经刺激仪，疏密波，频率 2/100Hz，强度以患者能耐受为度，每次30分钟，每日1次。

结果：电针肺俞穴能显著改善支气管哮喘（急性发作期）患者喘息、气短、咳嗽、咳痰等症状，使患者生活质量明显提高。

科学研究试验结果显示：

（1）哮喘发作次数及喘乐宁使用剂量方面，电针组治疗结束后发作次数和需要剂量持续减少，表明电针肺俞穴对支气管哮喘急性发作期远期疗效肯定。

（2）在肺功能指标方面，电针肺俞穴能显著提高呼气峰值流速（PEFR）、一秒用力呼气容积（FEV_1）、用力肺活量（FVC）、一秒率（$FEV_1\%$）水平，从而为临床症状的改善提供了客观依据。

作用机理：针刺肺俞穴具有调节人体免疫机制作用；可增强呼吸功能，使肺通气量、肺活量及耗氧量增加，明显减轻气道阻力。

文献记载主治参考
TUJIE50XUE

1. 咳嗽，气喘，咳血，鼻塞。
2. 骨蒸潮热，盗汗。
3. 皮肤瘙痒，瘾疹，带状疱疹。

特点总结
TUJIE50XUE

1. 肺俞为足太阳膀胱经腧穴，背俞穴，是临床医生治疗哮喘最常用的穴位。
2. 肺俞可疏风解表，通经活络，不仅可用于治疗外感表证之咳嗽、鼻塞等症，而且可用于治疗太阳经气阻滞而引起的其他病证，如风疹、带状疱疹等症。

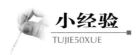
小经验
TUJIE50XUE

隔姜灸肺俞治疗带状疱疹　陈×，男，32岁，2002年6月10日就诊。主诉右胸胁部丘疹、成簇水疱伴灼热疼痛2天。患者自诉2天前无明显诱因感右胸部灼热疼痛，继则出现红斑、丘疹、成簇水疱。查：右胸胁部可见丘疹及绿豆大小成簇水疱，西医诊断：带状疱疹。治疗方法：隔姜灸双侧肺俞穴，每日1次，每次灸3壮。2天后患者感疼痛减轻，再治疗12日，疼痛消失，水疱全部结痂而愈。

肺俞敷贴治疗小儿咳喘 用药：百部15g，桔梗15g，氨茶碱2g，氯苯那敏（扑尔敏）80mg，维生素C 10g，左旋咪唑1g，共研末过80目。分别按1岁0.4g，1~2岁0.6g，2~5岁0.8g，5岁以上1.2g的剂量。按患儿具体情况，将药末与2g生姜末拌匀，平摊一侧肺俞穴，面积5分钱大小，外敷伤湿膏，每日晨起时换贴另一侧，共贴4次。

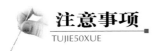

注意事项

TUJIE50XUE

刺法：因其内部有肺脏，故不可深刺，以15~25mm为度，以免伤及肺脏，造成气胸。

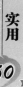
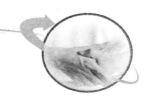

膈俞

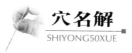

穴名解
SHIYONG50XUE

膈，指横膈。本穴内应横膈，横膈之气系于背，又因穴近膈膜，而为之俞，故名膈俞。

定位：俯卧位，在第7胸椎棘突下，后正中线旁开1.5寸处取穴。（图23）

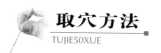

取穴方法
TUJIE50XUE

在背部，当第7胸椎棘突下，旁开1.5寸。

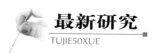

最新研究
TUJIE50XUE

电针膈俞穴用于防治癌症化疗不良反应。

化疗引起的恶心呕吐（chemotherapy induced nausea and vomiting，CINV）是肿瘤患者化疗过程中常见的胃肠道不良反应。

严重的恶心呕吐会影响化疗的顺利进行以及病人的生存质量，大约有6%的患者因无法耐受化疗引起的胃肠道逆反应而拒绝继续治疗。

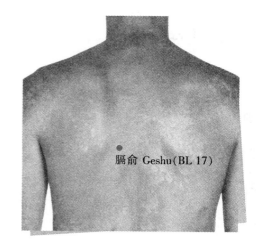

膈俞 Geshu（BL 17）

图23

取穴：双侧膈俞穴。

针具：0.25mm×25mm 毫针，韩氏穴位神经刺激仪（型号 LH202H）。

操作：用 75%酒精棉球常规消毒，刺皮后，以 45°角向后正中线的方向斜刺 15~20mm，得气后，接韩氏穴位神经刺激仪，疏密波，频率 2/100Hz，强度以患者能耐受为度，通电 20 分钟，从化疗第 1 天开始，1 天 1 次，治疗 1 周。

结果：癌症化疗时配合膈俞穴治疗，对因化疗引起的生存质量、体力下降以及血液系统损害、胃肠道不适等症状均有一定的改善作用，在一定程度上减轻了癌症化疗的不良反应。

文献记载主治参考
TUJIE50XUE

1. 胃脘痛，胃炎，胃溃疡，肝炎，肠炎，肠出血，呕吐，呃逆，饮食不下，便血。

2. 哮喘，咳嗽，支气管炎，咳血，潮热，盗汗，心动过速，心脏肥大，心内外膜炎。

3. 食道癌，胃癌，食道狭窄，淋巴结结核，胸膜炎。

4. 贫血，慢性出血性疾患，膈肌痉挛，小儿营养不良，血管性头痛，瘾疹，荨麻疹。

特点总结
TUJIE50XUE

1. 膈俞穴为足太阳膀胱经腧穴，又为血之所会，可活血、补血、理血，又可调心肺、理肠胃，对全身性血液病如贫血、血小板减少症等亦有很好的调理作用；对肿瘤患者在放疗、化疗后所致的白细胞减少症有明显疗效。

> 《循经》：治诸血症妄行。
>
> 《医宗金鉴》：更治一切失血症。

2. 膈俞穴可用于治疗其邻近部位的疾病，如治疗肺部疾病，咳嗽、哮喘、支气管炎等症；心脏疾患，如心动过速、心脏肥大、心膜炎等症。

3. 此外，膈俞穴还可用治一些皮肤病，如荨麻疹、瘾疹等。

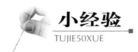

小经验
TUJIE50XUE

针刺膈俞治疗血管性头痛　患者伏卧位，取双侧膈俞穴，常规消毒，斜刺进针约 20mm，捻转手法得气，加韩氏穴位神经刺激仪刺激。留针 30 分钟，每日 1 次。

膈俞穴放血加火罐治疗荨麻疹　取双侧膈俞穴，用 75% 酒精棉球常规消毒后，用三棱针直刺约 0.5cm，随即用真空罐拔在穴位上，5~10 分钟取下，有少量鲜血流出即可。

按：中医认为荨麻疹为风邪侵袭肌肤所致，膈俞穴为八会穴之血会，具有行血活血之功，治疗时常以"治风先治血，血行风自灭"为原则。膈俞为治疗血证之要穴。

八会穴：脏、腑、气、血、筋、脉、骨、髓的精气分别所会聚之处的八个腧穴。脏会章门，腑会中脘，气会膻中，血会膈俞，筋会阳陵泉，脉会太渊，骨会大杼，髓会绝骨。

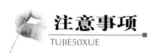

注意事项
TUJIE50XUE

刺法：因其内部有肺脏，故不可深刺，以 15~25mm 为度，以免伤及肺脏，造成气胸。

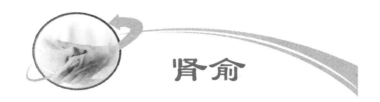

肾俞

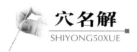

穴名解
SHIYONG50XUE

穴近肾脏，为肾脏之气转输之处，主治肾脏疾病，故名肾俞。

定位：在腰部，当第 2 腰椎棘突下，旁开 1.5 寸。（图 24）

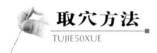

取穴方法
TUJIE50XUE

平脐与脊柱作一水平线，脊柱两侧旁开 1.5 寸处是穴。

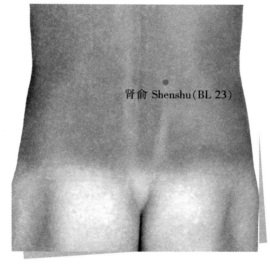

肾俞 Shenshu(BL 23)

图 24

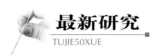

最新研究
TUJIE50XUE

临床实验研究证明：肾俞穴穴位注射治疗肾绞痛疗效好。

肾绞痛又称肾、输尿管绞痛，是由于某种病因使肾盂、输尿管平滑肌痉挛或管腔的急性部分梗阻所造成的，它的发生与身体是否强壮无关。其特点是突然发作剧烈疼痛，疼痛从患侧腰部开始沿输尿管向下腹部、腹股沟、大腿内侧、睾丸或阴唇放射，可持续几分钟或数十分钟，甚至数小时不等。发作时常伴有恶心呕吐、大汗淋漓、面色苍白、辗转不安等症状，严重者可导致休克。

取穴：双侧肾俞穴。

针具：7 号针头，2% 普鲁卡因 2mL 和 0.5mg 阿托品 1mL。

操作：封闭前先作普鲁卡因皮试。常规消毒皮肤，选取 2% 普鲁卡因 2mL 和 0.5mg 阿托品 1mL 混合液于肾俞穴向脊柱侧斜刺进针，受术者有酸胀、麻感觉后，回抽无血，注射一半量，另一半注射另一侧肾俞穴。随后稍加按摩。

结果：穴位注射后患者疼痛缓解。

作用机理：肾绞痛绝大部分由上尿路结石移动刺激肾、输尿管平滑肌，引起平滑肌痉挛收缩所致。刺激肾俞穴，可以调节脏腑气血，平衡结石刺激造成的气血失调。普鲁卡因主要作用是阻断从病灶传向中枢神经的恶性刺激和引起腰部的牵涉痛。有利于局部病变组织的营养代谢过程，使炎症损伤部位的症状得到一定的缓解。阿托品通过组织吸收后直接阻断了上尿路 M-胆碱受体，引起痉挛平滑肌松弛，缓解了疼痛。

另一项临床研究证明：隔姜灸肾俞对于治疗腰痛有良好的效果。

腰痛是以腰部一侧或两侧疼痛为主要症状的一种病症，相当于西医的肾脏疾病、风湿病、腰肌劳损、脊椎及脊髓疾病等所致腰痛。

腰痛的诊断要点：临床以腰部一侧或两侧发生疼痛为主要症状。腰痛常可放射到腿部，常伴有外感或内伤症状。腰椎 X 线照片等检查常可见异常。

引起腰痛的原因很多，约有数十种，比较常见的有肾虚、腰部骨质增生、骨刺、椎间盘突出症、腰椎肥大、椎管狭窄、腰部骨折、椎管肿瘤、腰部急慢性外伤或劳损、腰肌劳损、强直性脊柱炎等。常见的腰痛有妇女更年期腰痛，腰肌劳损等，常见证型有寒湿型及肾虚型，下面介绍的方法较适合于这两种类型及证型的腰痛。

常见腰痛类型：

（1）妇女更年期腰痛：女性进入更年期以后，卵巢功能逐渐衰退，雌激素分泌逐渐减少，对下丘脑—垂体—卵巢轴的反馈抑制减弱，使其抑制骨吸收的作用减弱，导致骨吸收大于骨合成，骨矿含量减少，引起腰痛。中医学认为这些生理变化与肾功能有密切联系，肾脏虚衰，肾精亏少，精不生髓，髓不充足，骨髓空虚，骨骼失养，则出现腰痛。

（2）腰肌劳损：指发生于腰部的慢性软组织损伤，以腰痛缠绵、弯腰增剧、反复发作，遇阴雨天或劳累后加重，休息则减轻为临床特征。多由运动、外伤、负力过重而致腰部肌肉、肌腱、韧带等软组织损伤而失治误治，或因风寒湿邪乘虚侵袭人体，或侵入经络、关节、肌腠，最终导致腰部气血不畅，不通则痛，且反复发作。

中医常见腰痛分型：

（1）寒湿型腰痛见证：腰部冷痛重着，转侧不利，静卧不减，阴雨天加重。舌苔白腻，脉沉。

（2）肾虚型腰痛见证：腰痛而酸软，喜按喜揉，足膝无力，遇劳更甚，卧则减轻，常反复发作。脉沉细或细数。

> 《景岳全书》："腰痛证凡悠悠戚戚，屡发不止者，肾之虚也"。
> 《诸病源候论》："肾主腰脚……劳伤于肾，动伤经络，又为风冷所侵，气血相搏，故腰痛也。"

取穴：双侧肾俞穴。

针具：生姜，艾条，小号三棱针，打火机。

操作：将生姜切成直径4cm、厚约0.4cm的姜片，用小号三棱针将姜片均匀穿刺数孔。将艾条截成约2cm长的艾炷。患者取俯卧位，将2片姜片分别贴于双侧肾俞穴，艾炷置于姜片上，点燃艾炷。待患者感觉皮肤有热感且将不能忍受时将姜片略提起，稍后放下再灸。艾炷燃尽后换艾炷，每穴灸5壮（若姜片烤焦皱缩，可换姜片）。每日治疗1次，7次为1疗程，共治疗3个疗程。

结果：腰痛明显缓解。

按：肾俞穴位于腰部，属于足太阳膀胱经腧穴。膀胱经挟脊抵腰中、络肾。因此，隔姜灸肾俞穴可温肾阳、逐寒湿、活气血、通经络，从而达到治疗腰痛的目的。

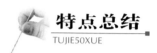

文献记载主治参考

TUJIE50XUE

1. 遗精，阳痿，早泄，月经不调，带下，不孕，不育，遗尿，尿频，五更泻，水肿。

2. 喘咳少气，耳鸣，耳聋。

3. 腰膝酸痛。

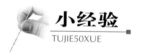

特点总结

TUJIE50XUE

1. 肾俞穴为足太阳膀胱经背俞穴，临床常用肾俞穴治疗泌尿生殖系统疾病，如肾炎、肾绞痛、尿失禁、泌尿系结石、尿路感染、阳痿、遗精、早泄、精液缺乏、月经不调、性功能低下、附件炎、盆腔炎。

2. 肾俞穴还可用于外科系统疾病的治疗，如肾下垂、膀胱肌麻痹及痉挛、胃出血、肠出血、痔疮、肝肿大。

3. 肾俞穴配其他穴位常用于治疗腰部软组织损伤、哮喘、贫血、肋间神经痛、脑血管病后遗症等。

小经验

TUJIE50XUE

肾俞穴注药治疗肾结石引起的肾绞痛 萧×，男，57岁，确诊急性肾绞痛，右肾窦结石。临床上静脉给予消旋山莨菪碱、硫酸镁解痉，抗生素消炎，杜冷丁 50mg 肌肉注射，每2小时1次，共3次止痛治疗，未见好转。现求于针灸治疗，治疗方法：嘱患者俯卧位，取双侧肾俞穴，常规皮肤消毒后，用 5mL 注射器，7号针头抽取：1%盐酸利多卡因 2mL，消旋山莨菪碱 10mg，地塞米松 10mg 左右，刺入肾俞穴深度 2.5~3cm，有酸麻胀感后回抽无血，左右肾俞各注射一半，每日2次。治疗期间多喝水，勤活动，停用其他药物。治疗3天，疼痛减轻。

经常推拿按摩肾俞有保健、抗衰老、缓解疼痛的作用　方法如下：

（1）揉法：取坐姿，两手五指并拢，分别放在左右后腰肾俞穴处，掌心向内，上下缓慢揉搓，至发热为止。

（2）推法：两手对搓发热之后，重叠放于腰部肾俞穴处，由上而下推搓 72 次，至局部产生发热感为宜。

（3）滚法：两手握拳，放腰部肾俞穴处向四周滚动、按摩，自下而上，自上而下，反复多次进行。头部可配合前倾后仰。

（4）捏法：两手分别捏拿、提放腰部肾俞穴处肌肉 36 次。

（5）压法：两手叉腰，大拇指分别按于腰部肾俞穴处，用力挤压，并旋转揉按，先顺时针后逆时针，各 36 圈。

（6）叩法：双手握拳，两拳手心向外，轻叩腰部肾俞穴处，以不引起疼痛为宜，两穴同时进行，各叩 36 次。

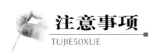

注意事项
TUJIE50XUE

刺法：针灸施治时不可针刺太深，以免伤及内脏（直刺 20~25mm）。

可灸，每次 3~5 壮，艾条温灸 10~15 分钟。

次髎

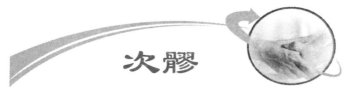

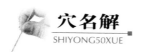

穴名解

SHIYONG50XUE

次，第二；髎，同"窌"，指骨与骨之间的郄，有孔隙之意，即骨空深处，亦指骶骨后孔，穴在第2骶骨孔中，位居次。本穴物质为膀胱经上部经脉下行的地部水液，至本穴后，由本穴的地部孔隙从地之天部流入地之地部，故名"次髎"。

定位：在骶部，当髂后上棘内下方，平第2骶后孔处。（图25）

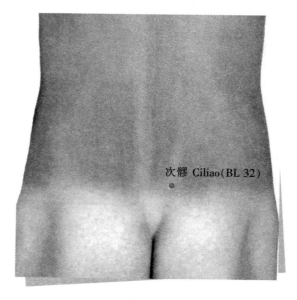

次髎 Ciliao（BL 32）

图 25

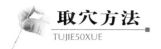
骶骨第 2 裂孔处取穴。

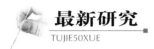

最新研究
TUJIE50XUE

次髎穴穴位注射治疗妇科炎症疗效明显。

妇科炎症是女性的常见疾病，主要是指女性生殖器官的炎症，女性的多种器官都可以发生急性和慢性炎症，具体包括女性外阴炎、阴道炎、宫颈炎、盆腔炎等。其中有双侧输卵管炎、单侧输卵管炎、输卵管各段（双侧或单侧）炎性肿块、急慢性子宫肌炎、老年性阴道炎。症见：腰痛、下腹坠胀痛、性交痛、阴道分泌物增多、黄色白带或血性白带。急性期者，有畏寒发热及全身不适。

妇科检查可有：双合诊宫体抬举痛。双侧或单侧输卵管增粗增宽有条索感，并有明显触痛，双侧或单侧输卵管触及肿块或卵巢触及肿块。阴道充血明显，宫颈不同程度糜烂，分泌物量增多。血常规正常或异常，阴道分泌物镜检可见较多白细胞。查见革兰氏阳性球菌者病例除外。

取穴：双侧次髎穴。

针具：无菌 5mL 注射器，6.5 或 7 号针头。

操作：抽取庆大霉素 16 万 U，2%利多卡因 1mL，糜蛋白酶 5000U，注射用水 1mL。患者俯卧位，取双侧次髎穴，用 75%酒精棉球常规消毒。针头刺入 1.5 寸左右，有酸胀麻重针感且无回血后将药液缓慢注入。隔日 1 次，5 次为 1 疗程。根据病情可重复应用 2~3 个疗程。

对庆大霉素过敏者或有肾脏疾患者，可改用青霉素或其他抗生素配合治疗。如炎症较重者，在有效抗生素应用同时，加地塞米松（氟美松）5mg，短程应用，促进炎症吸收。

结果：次髎穴注射消炎药对于治疗妇科炎症有良好疗效。

作用机理：穴位药物注射不仅能保持长时间的针感作用，还能发挥针刺与药液对刺激，其中药液具有消炎、镇痛、促进炎症吸收、防止输卵管粘连的药理作用，针刺可以调整经络和脏腑之间的失调状态，从而达到治疗效果。

 文献记载主治参考
TUJIE50XUE

1. 月经不调，痛经，带下等妇科疾患。
2. 小便不利，遗尿，遗精，阳痿，疝气。
3. 下肢痿痹，瘫痪。

 特点总结
TUJIE50XUE

1. 次髎穴是足太阳膀胱经腧穴，为治疗妇科病的最常用穴，如子宫内膜炎、盆腔炎、性功能障碍、泌尿系感染等，也可用治一些男科病症，如阳痿、疝气等。

2. 次髎穴还可用于治疗腰骶神经痛、腰骶关节炎、下肢瘫痪等运动系统疾病。

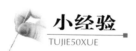 **小经验**
TUJIE50XUE

针刺次髎穴治疗痛经 史×，女，18岁，2007年11月12日初诊。痛经3年，每逢经前一天开始小腹胀痛，痛势剧烈，难以忍受，常在床上翻滚、呻吟，经色紫暗，夹有血块，血块排出后痛稍减，舌质暗有瘀点，苔黄白相间，脉沉弦。证属气滞血瘀型痛经。治以活血行气，祛瘀止痛。治疗方法：患者俯卧，选用次髎穴，常规消毒，刺入35mm左右，针感向小腹部放射，得气后施用盘针法，痛稍缓解，留针15分钟左右再行盘针法，痛止。为巩固疗效，连续治疗3次而愈，1年后随访未复发。

按：次髎穴位于骶部，局部有第2骶神经通过，深刺可触及盆腔神经丛，故可调节盆腔脏器的功能，解除子宫平滑肌的痉挛，并通过刺激使体内脑腓肽的含量升高，提高痛阈，而达到止痛效果。

　　针刺次髎穴治疗阳痿　赵×，男，26 岁，2005 年 2 月 21 日初诊。患者婚后不久即患阳痿，每逢床事便阳痿不举，已经 1 年余。曾服各种中药都无效果。查：体形健壮，伴睡眠差，口微苦，饮食尚可，大便结，舌质红，苔薄黄，脉弦。治疗方法：取双侧次髎穴，直刺 30mm 左右，行提插泻法，使针感向会阴、前阴或阴茎放射。得气后留针 20 分钟。针刺当晚，阴茎即能勃起，但勃而不坚，经 10 次针灸治疗恢复正常性生活能力。

　　提插泻法：针刺泻法之一。下针得气后，先深后浅，轻插重提，提插幅度大，频率快，操作时间长者为泻法。

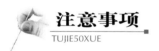

注意事项
TUJIE50XUE

　　刺法：不可深刺，直刺 20~40mm 左右。可灸。

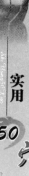

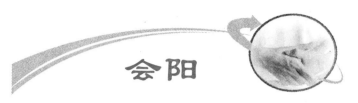

会阳

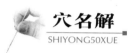

穴名解
SHIYONG50XUE

　　会，有会合、交会之意；阳，为阳经、阳气。取名会阳意指膀胱经经气由此会合督脉阳气。本穴在尾骶骨两旁，为足太阳经与督脉两条阳经交会处，取阴阳之气所会，又与会阴穴相对应，故名会阳。

　　定位：在骶部，尾骨端旁开 0.5 寸。（图 26）

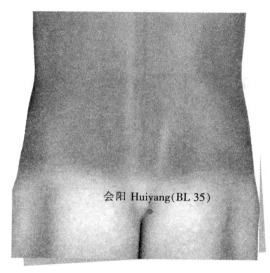

会阳 Huiyang(BL 35)

图 26

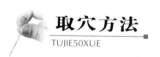

取穴方法
TUJIE50XUE

在尾骨下端两旁，后正中线旁开 0.5 寸。

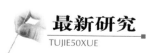

最新研究
TUJIE50XUE

电针会阳穴对治疗女性尿道综合征有明显疗效。

女性尿道综合征是指有下尿路刺激症状，但无明显膀胱、尿道器质性病变和菌尿的一种妇女中常见的临床征象，多见于已婚的中青年女性。常由于尿道外口异常（如小阴唇融合、尿道处女膜融合、处女膜伞等）、泌尿系统感染、尿道远端梗阻以及局部刺激等因素所引起。主要症状有尿频、尿急、排尿不畅，次要症状有小腹坠胀或疼痛、尿痛、尿失禁，全身症状有神经衰弱、精神不振、疲乏无力、腰背酸痛、失眠等。

属中医淋证范畴。针刺治疗中医淋证肾虚型效果良好。

肾虚型症状：尿频、尿急、排尿不畅、小腹坠胀且遇劳易发、精神不振、疲乏无力、腰背酸软或腰以下部位冷。

取穴： 双侧会阳穴。

针具： 0.30mm×75mm 毫针，韩氏穴位神经刺激仪（型号 LH202H）。

操作： 用 75%酒精棉球常规消毒，会阳向外上 45°角斜刺进针 40~50mm，捻转补法，使针感传至会阴及尿道部位。接韩氏穴位神经刺激仪，一极接针柄，一极接非经穴位（会阳旁开 1 寸）作为无关电极。选疏密波，频率 4/20Hz，电针强度以患者舒适为度，留针 20 分钟。

结果： 电针会阳穴治疗女性尿道综合征疗效明显。

排尿生活质量和尿流动力学方面疗效尤佳。

作用机理： 会阳穴位于骶神经节段，穴位区神经分布从浅至深依次为臀中皮神经→臀下神经→盆神经及阴部神经分支。膀胱传入神经元的节段性分布为第 12 腰椎到第 5 骶椎（T_{12}~S_5）节段脊神经节。会阳穴下的传入神经恰与支配膀胱的传入神经重叠多个神经节段，这种重叠与交会的形态学证实当针刺该穴位时，调节了与排尿有关的周围神经或排尿中枢。有研究也发现，电针会阳穴可降低膀胱传入神经的过度兴奋，从而抑制膀胱活动亢进，使逼尿肌舒张，维持贮尿，同时调节膀胱逼尿肌与尿道括约肌功能的协调性，从而起到改善该症状的作用。

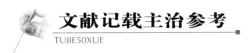

文献记载主治参考
TUJIE50XUE

1. 尿潴留，尿失禁。

2. 阳痿，前列腺炎，带下。

3. 泄泻，痢疾，痔疾。

4. 尾骨痛，癫痫等。

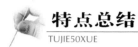
特点总结
TUJIE50XUE

1. 会阳穴乃足太阳经与督脉两条阳经之交会穴。穴居臀部，邻近二阴，故临床常用于治疗膀胱及肛肠病，如尿潴留、尿失禁、便血、痔疾等症。

2. 此外，会阳穴还可用于治疗妇科及男科病症，如带下病、月经病、阳痿、前列腺炎、外阴病等。

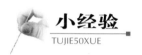
小经验
TUJIE50XUE

针刺会阳穴治疗尿潴留 刘×，女，28岁，农民。患者于2005年4月在产科分娩，由于产程长，胎头压迫严重，产后一直不能自行小便，靠导尿管排尿7天，同时用中药利尿、西药抗生素等无效。会诊时，患者小腹急满，膀胱极度充盈，痛苦不堪。后取会阳穴，使用子午捣臼法，留针15分钟左右即出现尿意，40分钟后小便1次，排尿约800mL，顿觉精神轻爽，从此再未出现尿潴留，痊愈出院。

子午捣臼法是提插、捻转、补泻相结合的综合手法，能导引阴阳之气，可消水肿。

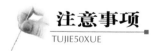
注意事项
TUJIE50XUE

刺法： 直刺25mm左右，斜刺可略深。

可灸。

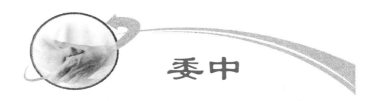

委中

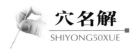

穴名解

SHIYONG50XUE

委，即委曲；中，即正中，指穴内气血所在为天人地三部的中部。本穴物质为膀胱经膝下部各穴上行的水湿之气，即指膀胱经的湿热水气在此聚集。穴在腘窝横纹中央，当足膝委折之中，弯曲而取之，故名"委中"。

定位：在腘窝横纹中点，当股二头肌腱与半腱肌肌腱的中间。（图27）

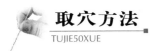

取穴方法

TUJIE50XUE

腘窝横纹正中，两筋凹陷中。

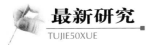

最新研究

TUJIE50XUE

委中穴放血可以缓解腰椎间盘突出症急性发作之疼痛。

急性腰椎间盘突出症是因腰椎间盘发生退行性变，纤维环破裂、髓核突出，刺激和压迫神经根所表现出的一种以腰痛及下肢剧烈疼痛为主要症状的疾病，好发于 20~50 岁

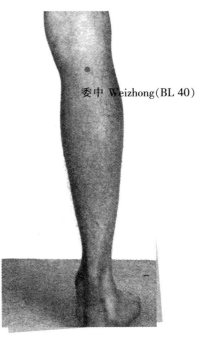

委中 Weizhong(BL 40)

图 27

的青壮年。

椎间盘位于相邻两椎体之间，由内、外两部构成，外部为纤维环，由多层呈环状排列的纤维软骨环组成，围绕在髓核的周围，可防止髓核向外突出，纤维坚韧而有弹性；内部为髓核，是一种富有弹性的胶状物质，有缓和冲击的作用。成年人椎间盘发生退行性改变，纤维环中的纤维变粗，发生玻璃变性以致最后破裂，使椎间盘失去原有的弹性，不能担负原来承担的压力。在过度劳损、体位骤变、猛力动作或暴力撞击下，纤维环即可向外膨出，从而髓核也可经过破裂的纤维环的裂隙向外突出，这就是所谓的椎间盘突出。

急性腰椎间盘突出症属中医"痹证""腰腿痛"范畴。中医认为腰椎间盘突出与感受外邪，跌扑闪挫，肝肾亏损，慢性劳损，先天畸形等因素有关。委中放血疗法对于治疗急性腰椎间盘突出症或腰椎间盘突出症急性发作有良好的治疗效果。

取穴：双侧委中穴。

针具：三棱针，玻璃罐若干。

操作：背腰部局部拔罐，留罐 5~10 分钟。委中穴用 75%酒精棉球常规消毒，用三棱针在双侧委中穴放血 0.5~0.8mL。

结果：委中拔罐放血对腰椎间盘突出症的急性发作有良好的治疗作用。

作用机理：委中穴与腰部存在某种特异性联系。委中放血治疗腰痛，可能与针刺镇痛的一般机理类似。同时，可以改善微循环，加速组织内血液和淋巴循环，促进炎性渗出物，特别是致痛物质的吸收。

 文献记载主治参考

TUJIE50XUE

1. 腰背痛、下肢痿痹等腰及下肢病症。

2. 腹痛，急性吐泻。

3. 小便不利，遗尿，尿闭。

4. 丹毒，瘾疹，荨麻疹，疔疮，咽喉肿痛，鼻衄，中暑。

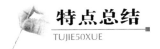
1. 委中穴是足太阳膀胱经的下合穴，可以治疗各种腰背疾患，临床常用委中穴治疗腰背痛、急性腰扭伤、腰椎间盘突出症以及中风后遗症等症。

2. 委中穴还可用于治疗带状疱疹、荨麻疹、急性扁桃体炎、鼻衄、中暑等热性病症。

3. 委中穴还可用于治疗某些急性胃肠病，如急性胃肠炎、急性腹痛等症。

《四总穴歌》：腰背委中求。

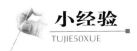
小经验
TUJIE50XUE

针刺委中穴治疗小腿抽筋　苗×，男，16 岁，学生。2004 年 3 月 12 日因小腿出现抽筋，其母带来就诊，述道抽筋时，小腿后部可见鸡蛋大小条索状硬块，疼痛时患者哭叫不已，抽后半小时硬块方可消失。治疗方法：嘱患者俯卧位，取委中穴，直刺进针 15mm 左右，行提插捻转手法，针感向足跟放射，得气后，仍强烈刺激，症状消失。

按：选委中穴，取其清血泻热、舒筋通络、祛风湿、利腰膝之功，可治腰腿疼痛，筋脉挛急，下肢痿痹等症。

委中穴刺血加拔火罐治疗急性腰扭伤　王×，女，53 岁。早晨起床时，突感腰部疼痛，不能转动，疼痛不能忍受，由家人背来就诊。查体：被动体位，腰椎第 5 棘突右侧压痛明显、拒按，局部无红肿，CT 检查未见异常，诊断为急性腰扭伤。患者取俯卧位，令委中穴处皮肤绷紧，在横纹上委中穴及其两侧寻找怒张的表浅静脉，用三棱针点刺放血，放血量约为 3mL，加拔火罐。起罐后拭净血液，用消毒棉球压迫针眼以防感染。施术完毕，患者即感腰部疼痛大减，能下地自行行走数米，次日施术后痊愈。

选穴技巧：首先要注意检查患者自觉疼痛及压痛的部位一定要在膀胱经走行路线上，即在脊柱两侧 1.5~3 寸的腰肌上。若痛点过于偏外或集中在脊柱上均不宜选用委中。其次，选委中穴用刺络放血法治疗，若血出不畅可加拔火罐。疼痛的缓解程度往往与出血量成正比。

治急性腰扭伤简便疗法　让病人俯卧，下腿伸直，委中穴在大腿与小腿交界的腘窝横纹中央处，施术者用右手拇指尖端在委中穴上用力点转一圈，以患者大叫一声为宜，连点数次，腰痛缓解大半或消失，活动如常。

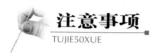

注意事项
TUJIE50XUE

刺法：直刺 1~1.5 寸，或用三棱针点刺腘静脉出血。针刺不宜过强、过深，以免损伤血管和神经。

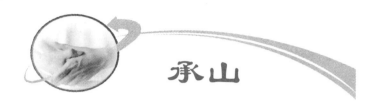

承山

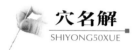

穴名解

SHIYONG50XUE

承，指承接、承受；山，有土石大堆之意，此指穴内物质为脾土，意即随膀胱经经水下行的脾土微粒在此固化。本穴物质为随膀胱经经水上行而来的脾土与水液的混合物，行至本穴后，水液气化而干燥的脾土微粒则沉降穴周。又有解释为沉降的脾土堆积如大山之状以承筋之凸，比喻山岭之巅，本穴有如在山麓之峡谷，承山巅气势之下行，穴在腓肠肌两肌腹结合间之凹陷处，状如山谷，此处承载一身如山之重，故名"承山"。

定位：在小腿后面正中，委中穴与昆仑穴之间，当伸直小腿或足跟上提时，腓肠肌肌腹下出现尖角凹陷处。（图28）

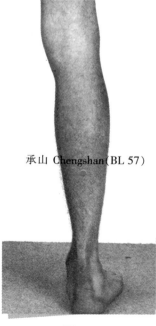

承山 Chengshan（BL 57）

取穴方法

TUJIE50XUE

1. 俯卧位，委中穴直下8寸，当委中穴与昆仑穴跟腱连线的中点处取穴。

2. 俯卧位，下肢伸直，足背向上翘，腓肠肌部出现"人"字陷纹，在其尖下取穴。

图28

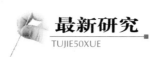

最新研究
TUJIE50XUE

针刺承山穴对于治疗急性颈扭伤有良好效果。

急性颈扭伤，中医学称失枕、落枕，多因睡卧姿势不良或颈部当风受寒或外伤引起。症见晨起突感颈后部、上背部酸痛不适，俯仰转动受限，重者疼痛延及患侧肩背及上肢，头向一侧偏斜，患侧颈部压痛，系颈项部肌肉损伤所致。检查时颈部肌肉有触痛、浅层肌肉有痉挛、僵硬，摸起来有条索感。

取穴：双侧承山穴，配穴双侧条口穴（定位：在小腿前外侧，当犊鼻下8寸，犊鼻与解溪连线上）。

针具：0.25mm×40mm 毫针。

操作：患者取坐位，双手扶膝，下肢放松，双足自然着地，两脚分开与肩同宽，取双侧条口穴，用75%酒精棉球常规消毒，向承山穴方向透刺，快速进针，患者自觉针刺处有酸麻胀感，针感上传至膝上，下达至足趾。得气后行提插捻转手法，频率120~150 次/分钟，行针1分钟左右，每次治疗留针20~30分钟，行针3~5次。进针5分钟后，嘱患者前后左右自行缓慢活动头颈部，下颌左右交替尽量与两侧肩头接近，疼痛消失或头颈部活动范围明显加大后起针，每日1次，3次为1疗程。

结果：条口透刺承山对于治疗急性颈扭伤疗效显著。

作用机理：足阳明胃经过颈而行，条口为足阳明胃经之穴，能理气舒筋、祛风活络，善治肩背痛；承山为足太阳膀胱经之穴，而足太阳经沿项、绕肩胛而行，主项强、背痛，承山功能舒筋、柔筋。根据"经脉所通，主治所及"的治疗理论，采用条口透承山的治疗方法，两穴合用，舒筋、祛风、活络，治疗颈项部扭伤，见效快，治愈率高。

文献记载主治参考
TUJIE50XUE

1. 腰痛，肩臂痛，下肢挛急，下肢瘫痪。

2. 痔疮，脱肛。

3. 小儿惊风，痛经。

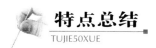

特点总结

TUJIE50XUE

1. 承山穴是足太阳膀胱经腧穴，临床常用承山穴治疗急性颈扭伤、急性腰扭伤、肩周炎、坐骨神经痛等疾病。

2. 承山穴还可用于治疗腓肠肌痉挛、脚部劳累、膝盖劳累等症。

3. 此外，承山穴还可治疗痛经、便秘、痔疮、脱肛等症。

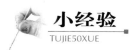

小经验

TUJIE50XUE

针刺承山穴治疗痔疮　马×，男，45岁，2006年5月12日就诊。主诉：便血、肛门痛半年，加重1月。患者便血、肛门痛3个月，近半月来因食辛辣而加重，影响行走，大便干燥，3、4日一行，甚至7日一行，大便带血，色鲜红。曾用外用药效果欠佳，特来针灸科就诊。查：舌红苔黄腻，脉滑数。诊断：痔疮。证属：湿热下注型。治疗方法：取双侧承山穴，常规消毒后，以0.30mm×75mm毫针针尖向上斜刺40mm左右，可使针感传至肛门部，得气后留针30分钟，每隔10分钟行针1次。1次治疗后患者自觉肛门有收缩感。次日自觉大便质地较前变软，每日1次，连续治疗5次疼痛消失，大便带血也消失。随访1年未复发。

按：足太阳经别"别入于肛"。承山穴乃治疗痔疾的要穴，可以活血化瘀，促进血液循环；还可刺激大肠蠕动，促进排便。

古代很多歌赋提及承山穴治疗痔疮，如《玉龙歌》："九般痔疾最伤人，穴在承山妙入神"；《肘后歌》："五痔原因热血作，承山须下病无踪"；《百症赋》："刺长强于承山，善主肠风新下血"。

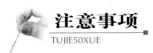

注意事项
TUJIE50XUE

刺法：直刺 15~25mm 寸，局部酸胀，针感可向足底放散。

治疗痔疾或便秘等疾病时，采用斜刺法，使针感向肛门放射，进针深度 40mm 左右。

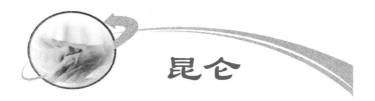

昆仑

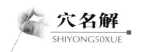

穴名解
SHIYONG50XUE

昆仑，原为山名，意为高大，因穴在外踝之后，以其踝高突起如山，故名"昆仑"。

定位：在足部外踝后方，当外踝尖与跟腱之间的凹陷处。（图 29）

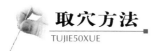

取穴方法
TUJIE50XUE

正坐，垂足，足着地或俯仰位，于外踝尖与跟腱连线中点凹陷处取穴。

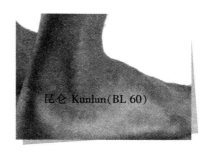

昆仑 Kunlun（BL 60）

图 29

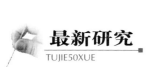

最新研究
TUJIE50XUE

针刺昆仑穴有治疗坐骨神经痛的作用。

坐骨神经痛是指坐骨神经病变，沿坐骨神经通路即腰、臀部、大腿后、小腿后外侧和足外侧发生的疼痛引起的一系列症状。

引起坐骨神经痛的原因很多，但其中最常见的是腰椎间盘突出症，且多为第4至第5腰椎间盘或第5腰椎至骶骨间的椎间盘突出。因而，在绝大多数情况下，坐骨神经痛可能就是腰椎间盘突出症所引起。此外，腰椎管狭窄症、腰椎滑脱症、梨状肌综合征、强直性脊柱炎和腰椎管肿瘤等也可引起坐骨神经痛。

取穴：患侧昆仑穴。

针具：0.30mm×25mm 毫针。

操作：取昆仑穴用 75% 酒精棉球常规消毒，直刺患侧昆仑穴 5mm 左右，得气后每隔 5 分钟行针 1 次，留针 30 分钟，10 次为 1 疗程，疗程间间隔 3 天。

结果：患者坐骨神经痛明显减轻，针刺昆仑穴有治疗坐骨神经痛的作用。

作用机理：昆仑穴位于外踝与跟腱之中央凹陷部腓骨短肌中，内部有外踝后动脉，腓动脉管和腓肠神经。针刺昆仑穴可以舒筋活血，化湿通络，能疏通膀胱经经气，调节气血运行，疏通微循环，改善组织灌流，通则不痛，从而能治疗坐骨神经痛引起的疼痛及炎症。

文献记载主治参考
TUJIE50XUE

1. 后头痛，项强，腰骶疼痛，足踝肿痛。
2. 癫痫，滞产，胞衣不下。

特点总结
TUJIE50XUE

1. 临床医生常单用昆仑穴或配合其他穴位治疗坐骨神经痛、腰椎间盘突出症、足膝疼痛、急性腰扭伤、急性踝关节扭伤、腰骶小关节滑膜嵌顿、肩关节周围炎、踝关节炎等疾病。

2. 昆仑穴还可用于治疗神经性头痛、精神狂躁症、急慢性肠炎以及难产等症。

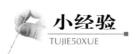
小经验
TUJIE50XUE

针刺昆仑穴治疗眉棱骨痛　取患侧昆仑穴，常规消毒，用 1 寸毫针直刺进针，得气后，病程长者用平补平泻手法，病程短者采用泻法。如果单刺患侧昆仑穴效果不明显，可加刺健侧昆仑穴。

按摩昆仑穴治疗腰骶疼痛 王×，女，53 岁，2005 年 11 月 21 日因下蹲动作过猛而突然感到腰骶部酸胀，疼痛，直不起腰，后由其家人搀扶来我科就诊。查：左腰部压痛（+），直腿抬高试验阴性。证系气滞太阳经脉，经脉不通而痛。治疗方法：令患者仰卧，施术者站于患者足后，左手食指放在患者右足昆仑穴上，首先向下重压，然后向外踝方向滑动，弹拨时患者感觉麻木、疼痛、酸胀或有触电感向足心放射，左右昆仑穴各弹拨 5 次。施术结束后，嘱患者起床，走路时疼痛消失，仅感腰骶部发酸，轻微疼痛。第二天又治疗 1 次基本痊愈。

按：昆仑穴系膀胱经穴，有疏通经络、消肿止痛、强健腰腿的作用，故取昆仑治疗该病能够如此快速取效。

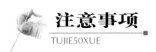

注意事项
TUJIE50XUE

因其能够治疗难产、胎盘不下等症，故孕妇禁用，经期慎用。

《大成》：妊妇刺之落胎。

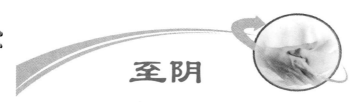

至阴

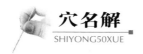

穴名解

SHIYONG50XUE

　　至，指尽、到、极、最之意；阴，此处指足少阴。因穴在足小趾外侧端，足太阳膀胱脉气极尽之处，并由此交至于足少阴经，即谓本经之气，由此复行于阴分（《素问》所谓："太阳根于至阴"之义），故名至阴。

　　定位：足小趾末节外侧，趾甲根角旁 0.1 寸。（图 30）

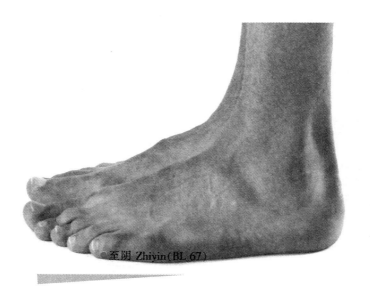

至阴 Zhiyin(BL 67)

图 30

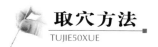
1. 正坐垂足着地或仰卧，在足小趾外侧，距趾甲角 0.1 寸处是穴。
2. 于足小趾爪甲外侧缘，与基底部各作一直线，两线交点处是穴。

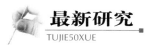

最新研究
TUJIE50XUE

艾灸至阴穴对矫正胎位不正效果明显。

胎位是指胎儿先露的指定部位与母体骨盆前、后、左、右的关系，正常胎位多为枕前位。妊娠 30 周后经前检查，发现臀位、横位、枕后位、颜面位等，谓之胎位不正（malposition of fetus），其中以臀位为常见。

如果不及时纠正胎位不正，分娩时可造成难产，对孕妇及胎儿都有一定的危险。

中医认为，妇人以血为本，孕妇血气充沛、气机通畅则胎位正常；若孕妇体虚，正气不足，无力安正胎位，或孕妇情志抑郁，气机不畅，可使胎位难以回转为正位。艾灸至阴穴对于孕周在 30~34 周的胎位不正疗效明显，对于孕周大于 34 周的则效果不显。

取穴： 双侧至阴穴。

针具： 艾条，酒精灯。

操作： 取至阴穴，用艾条悬灸，每日 2 次，每次 15 分钟，连续 7 日。

结果： 艾灸至阴穴矫正胎位不正具有可靠的疗效。

与膝胸卧位对比的科学试验研究结果显示，艾灸法治疗胎位不正疗效为显效的概率是膝胸卧位法的 4.955 倍；疗效为有效的概率是膝胸卧位的 6.942 倍。

作用机理： 至阴穴为足太阳膀胱经的井穴，且与足少阴肾经经气相通。足少阴肾经为先天之本、"肾"所主之脉，穿过子宫所在的骨盆，通过艾灸热刺激此处，使调治信息传至子宫，调节平衡胞宫气血，使胎儿活动频率增加，故而艾灸至阴穴可用来矫正胎位不正。

文献记载主治参考

TUJIE50XUE

1. 胎位不正，难产，胞衣不下，痛经。

2. 头痛，目痛，鼻塞，鼻衄。

3. 肠套叠。

4. 前列腺增生，尿潴留。

特点总结

TUJIE50XUE

1. 至阴穴为足太阳膀胱经之井穴，交于肾经。"胞脉者，系于肾"，故至阴穴在临床以矫正胎位、催产而多见，以及治疗月经不调、痛经等一些妇科病。

2. "病在头者，取之足"，足太阳膀胱经经脉循行从头循至足，故可用于治疗外感风寒、风热所致的头痛、鼻塞、鼻衄等疾患。

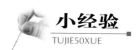

小经验

TUJIE50XUE

　　艾灸至阴穴治疗痛经　李×，女，28 岁，已婚。自 15 岁月经初潮至今每至月经期痛经，每遇经期腹痛绵绵，遇寒加重，得热则减。查：舌淡苔白，脉弦细。曾用多种方法治疗，均未获效。现采取艾灸至阴穴的方法治疗，仅 1 次疼痛便减轻，治疗 3 个月经周期而愈，再未复发。

　　针刺至阴穴治疗头痛　和×，男，52 岁，2005 年 3 月 23 日就诊。主诉：头内疼痛 1 年半。现感觉头内部疼痛，头顶部发热，舌苔白，脉弦细。取 10mm 长毫针直刺 2mm，捻转泻法 2 分钟，留针 30 分钟，共治疗 4 次而愈。

　　按：该法采用穴位远部作用来治疗疾病。至阴穴属足太阳膀胱经，该经上额，交巅，从巅入络脑，布于后头，故针刺至阴穴可疏通太阳经气，起到治疗头内部疼痛的作用。

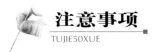

注意事项

TUJIE5OXUE

因其有催产作用，故孕妇禁用。

115

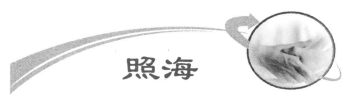

照海

穴名解
SHIYONG50XUE

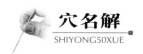

照，是阳光照射之象；海，为水归聚之处。江海为百谷之王，水泉虽迁，终归于海。所以称之为"照"，因肾为水火之脏，肾经经水在此穴大量蒸发。穴在内踝之下，为阴跷脉所生，足少阴脉气归聚处。因该穴处脉气明显，阔大如海，故名"照海"。

定位：内踝高点正下缘凹陷处是穴。（图31）

取穴方法
TUJIE50XUE

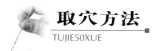

正坐，两足心对合，当内踝下缘凹陷处，上与踝尖相直是穴。

最新研究
TUJIE50XUE

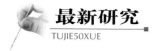

电针照海穴有治疗慢性单纯性咽炎的作用。

慢性单纯性咽炎（simple chronic pharyngitis）是以咽黏膜的慢性炎症为主

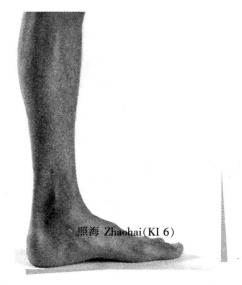

照海 Zhaohai(KI 6)

图31

要病理的病症，多因急性咽炎反复发作或治疗不彻底，以及邻近器官病灶刺激，如鼻窦炎、扁桃体炎、鼻咽炎、气管炎等引起；烟酒过度、粉尘及有害气体刺激亦为常见病因。

自我诊断：咽部不适，有异物感，总感到咽部有咽不下又吐不出的东西，咽喉干痒，刺激性咳嗽，发胀、堵塞等，晨起用力咳出黏稠痰块易引起恶心。食道或下咽部的癌症早期也会有类似的症状，因此发现以上症状之后应及早到医院做详细检查，以免贻误病情。

本病相当于中医学的"音喑"、"喉痹"。中医认为主要因为肺肾气虚，虚火上炎，痰热或痰瘀互阻所致。临床常见症状有：咽部不适，或疼或痒或干燥感、灼热感、异物感等，刺激性咳嗽，晨力咳出分泌物甚或作呕为主要表现，多言、受凉、疲劳等使症状加重，病程多2个月以上。

取穴：双侧照海穴。

针具：0.30mm×25mm毫针，韩氏穴位神经刺激仪（型号LH202H）。

操作：用75%酒精棉球常规消毒，将针与皮肤成15°~20°角迅速刺入皮下，刺入20mm左右，得气后，接韩氏穴位神经刺激仪，用特定时间间隔的2/100Hz疏密波，刺激强度以患者能耐受为度，留针20分钟，隔日1次，30日为1疗程。

结果：电针照海穴在改善慢性咽炎临床症状方面有明显疗效。

在与中成药复方草珊瑚含片对比的试验结果显示，电针照海穴治疗慢性咽炎比口服中成药复方草珊瑚含片效果好，而且安全有效。

作用机理：照海乃足少阴肾经穴，足少阴肾经所过咽喉，肾为音声之根。又照海为八脉交会穴，通阴跷脉，而阴跷脉起于照海，上至于咽喉。

八脉交会穴：奇经八脉与十二正经脉经气相通的八个腧穴。公孙通于冲脉，内关通于阴维脉，外关通于阳维脉，临泣通于带脉，后溪通于督脉，申脉通于阳跷脉，列缺通于任脉，照海通于阴跷脉。

文献记载主治参考
TUJIE50XUE

1. 月经不调，痛经，带下，阴挺，阴痒，小便频数，癃闭。
2. 咽喉干痛，目赤肿痛等五官热性疾患。
3. 痫证，失眠等精神神志疾患。
4. 肩关节周围炎，足痿，神经性皮炎。

特点总结
TUJIE50XUE

1. 照海穴属足少阴肾经，肾经循咽喉，故可治疗与咽喉相关的病症，如咽炎、扁桃体炎等。

2. 还可用于治疗某些泌尿系疾病及妇科病，如小便频数、小便不通，月经不调、痛经、带下病，前、后二阴病等。

小经验
TUJIE50XUE

揉按照海治疗肾虚牙痛 充分暴露患者照海穴，施术者用指按揉患者照海穴，加压逐渐增大，以患者能耐受为度，一般 10 分钟左右即可见效。

肾虚牙痛：牙齿隐隐作痛或微痛，牙龈微红、微肿，久则龈肉萎缩，牙齿浮动，咬物无力，午后疼痛加重。全身可兼见腰膝酸软，头晕眼花，口干不欲饮，舌质红嫩，脉多细数。

针刺照海治疗尿潴留 史×，男，73 岁，于 2007 年 9 月 2 日初诊。患者有前列腺增生病史 3 年余，经常服用前列康等治疗前列腺增生药物及抗生素，症状未有明显好转。每当出现小便不通时，则用插管导尿。现旧病复发，小便点滴而出，下腹胀痛难忍，拒按，痛苦不堪。西医诊断：尿潴留。中医诊断：癃闭。治疗方法：取双侧照海穴，常规消毒后，选用 0.30mm×40mm 毫针直刺照海穴，针深 15mm 左右。针刺得气后，行快速大幅度捻转强刺激手法，刺激强度以患者能够耐受为度，留针 20 分钟。留针期间强刺激运针 4~5 次，以加强针感。留针至 20 分钟时，患者即有尿意，拔针，即能自己排出少量尿液。每日坚持针刺治疗 1 次，针刺 10 天后，患者小便恢复通畅。

按：尿潴留是男性老年人常见的疾病，因老年人肾气渐衰，气化失常而致。

针刺治疗尿潴留不仅可以使患者避免导尿的痛苦，还可以减少泌尿系上行性感染的机会。

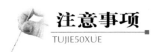

注意事项
TUJIE50XUE

孕妇用此穴时，针刺可改为指压，以免因刺激强度过大引起流产等不良后果。

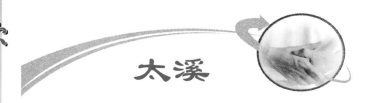

太溪

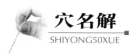

穴名解
SHIYONG50XUE

太，有大之意；溪，指山间的流水。该穴名意指肾经水液在此形成较大的溪水。本穴物质为然谷穴传来的冷降之水，至本穴后，冷降水液至此聚而成太溪，故名"太溪"。

定位：坐位平放足底，当足内踝尖与跟腱间的凹陷处。（图32）

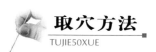

取穴方法
TUJIE50XUE

在内踝与跟腱连线之中点处是穴。

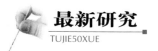

最新研究
TUJIE50XUE

针刺太溪穴治疗肾虚型尿频有良好疗效。

正常成人白天排尿 4~6 次，夜间 0~2 次，次数明显增多称尿频，又称小便频数。尿频是一种症状，并非疾病。由于多种原因可引起小便次数增多，但无疼痛。

中医认为小便频数主要由于体质虚弱，肾气不固，膀胱约束无能，气化不

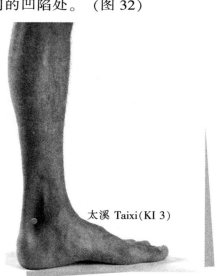

太溪 Taixi(KI 3)

图32

宣所致。此外过于疲劳，脾肺二脏俱虚，上虚不能制下，土虚不能制水，膀胱气化无力，而发生小便频数。

尿频的原因较多，包括神经精神因素、病后体虚、寄生虫病等。对尿频患儿需排除外尿路感染、外阴或阴茎局部炎症等，这里只讨论肾虚型尿频。肾虚型尿频可见症状：小便次数增多，小便清长，伴有腰酸膝软、手脚冰凉、怕冷等。

取穴：双侧太溪穴。

针具：0.30mm×40mm 毫针。

操作：患者取仰卧位，用 75% 酒精棉球常规消毒太溪穴，令患者吸足气后猛然呼出，在呼气时进针太溪穴 10mm 左右，留针 15 分钟，每 5 分钟提插旋转 1 次，吸气时慢提，呼气时紧按，旋转以左旋为主，吸气时快速出针，用消毒干棉球急按其穴。每日 1 次，10 次为 1 疗程，共 3 个疗程，疗程间休息 2 日。

结果：针刺太溪穴有治疗肾虚型尿频的作用。

作用机理：太溪穴处有胫后动、静脉及神经。直刺 10mm 左右时触及胫神经，引起会阴部反射性肌肉收缩，呼吸运动又加强了这一收缩，利于输尿管及膀胱括约肌调节功能的恢复，因而奏效。

文献记载主治参考
TUJIE50XUE

1. 头痛、目眩、咽喉肿痛、齿痛、耳聋、耳鸣。

2. 月经不调、遗精、阳痿、小便频数等。

3. 腰脊痛、下肢厥冷、内踝肿痛。

4. 气喘、胸痛、咳血等肺部疾患。

5. 失眠、健忘。

6. 消渴。

特点总结
TUJIE50XUE

1. 太溪穴是足少阴肾经输穴、原穴，是治疗泌尿生殖系疾患的常用穴，临床常用于治疗肾炎、膀胱炎、遗精、阳痿、小便频数、月经不调等病。

2. 太溪穴还可用于治疗头痛目眩、咽喉肿痛、牙痛、牙龈炎、神经性耳聋、耳鸣、鼻出血等头面五官病症。

3. 太溪穴还可用于治疗一些肺部疾病，如咳嗽、气喘、支气管炎等。

4. 太溪穴还可用于治疗失眠、记忆力减退、注意力不集中等症。

5. 太溪穴的近治、远治作用可用于治疗腰脊痛、关节炎、手脚无力、下肢厥冷、踝关节扭伤、风湿痛等病症。

6. 此外，有学者报道，太溪穴还可用于治疗糖尿病。

总之，太溪穴的临床应用非常广泛，具体应用时应细细体会。

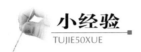

小经验
TUJIE50XUE

针刺太溪治疗偏头痛　史×，男，54 岁，干部。患偏头痛多年，精神不振，嗜睡，一侧视野有闪光性暗点的视幻觉，听觉异常，就诊时头痛发作，痛自患侧颞、眶、前额迅速扩散到半侧头部，呈搏动性钻痛，伴恶心欲吐，痛侧面部潮红，颞动脉搏动增强。取健侧太溪穴，直刺 25mm 左右，行提插捻转手法，得气后痛即止，后又来针 6 次，共 7 次而愈。

针刺太溪治疗鼻衄　杨×，男，45 岁，2006 年 6 月 21 日初诊。自诉当日午睡时突发两鼻孔出血，经局部冷敷、口服和肌注止血药、鼻孔内撒云南白药等方法，效果不明显。无奈遂至针灸科。查：面部潮红，两鼻孔所塞卫生纸已经染红，血时从口中流出，头晕，视物模糊，脉浮芤数。既往有高血压病史 4 年，素嗜烟酒。血压 130/70mmHg。中医诊断为鼻衄。令患者取侧卧位，用 0.30mm×25mm 毫针针刺左侧太溪穴 20mm 深，约 3~4 分钟后，出血明显减少、颜色渐淡，30 分钟后出血停止。经五官科医生检查无异常发现，1 次治愈。

按：毫针刺太溪穴，一则可引火归元，二则可清热滋阴以镇上扰之阳。

无针时，手指重按本穴亦可起到一定的作用。

鼻出血是五官科常见的急症之一，可由鼻病引起，也可由外伤、血液病、血管病、中毒或心肝等脏器疾病而发。中医学称之为"鼻衄"，可由肺经热盛、胃火炽盛、肝火上炎、阴虚火旺、脾不统血引起，其病机为阴水亏损不能制阳，炽火上灼阳络，迫血外溢所致。

本穴对各种出血均能止之，但血止后，当作进一步的检查以明确病因，并根据病因作相应的治疗。

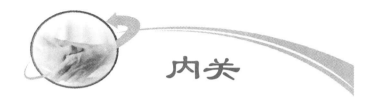

内关

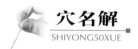

穴名解
SHIYONG50XUE

内，指胸膈之内，前臂内侧；关，即联络、关要。本穴属于手厥阴心包经，位于前臂内侧，为心主别络，通达联络表里二经，故名内关；又另有学者认为内指内脏，关指关隘。本穴为八脉交会阴维，阴维为病在脏，本穴擅治内脏疾患，故名内关。

定位：腕横纹上2寸，当掌长肌腱与桡侧腕屈肌腱之间处取穴。（图33）

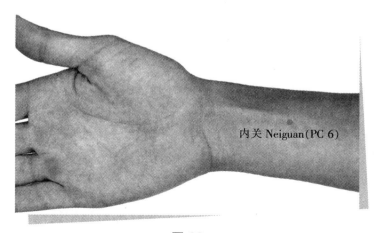

内关 Neiguan(PC 6)

图33

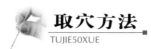

取穴方法
TUJIE50XUE

伸臂仰掌，于掌后第一横纹正中直上 2 寸，在前臂中间两筋之间取穴。

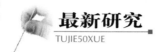

最新研究
TUJIE50XUE

电针内关穴可以防治胃镜检查引起的不良反应。

胃肠疾病中应用纤维胃镜的范围越来越广泛，但胃镜检查的不良反应较多，在纤维胃镜检查时，由于机械刺激，使患者感觉胃部胀痛、恶心、呕吐、胆汁反流。在胃镜直接观察下可见食管、贲门、幽门持续痉挛、紧闭不开放和胃镜插管受阻，并且在检查后还有腹痛不适等症状。针刺内关穴亦可缓解胃镜检查引起的不良反应（前面我们介绍过针刺足三里穴可以缓解胃镜检查引起的不良反应）。

取穴：双侧内关穴。

针具：0.30mm×40mm 毫针，韩氏穴位神经刺激仪（型号 LH202H）。

操作：在胃镜检查前 3~5 分钟，取双侧内关穴，用 75% 酒精棉球常规消毒，直刺约 1.5 寸，提插数次（如出现触电感，说明刺激到神经干，需退针到皮下调节进针方向重新进针），然后接韩氏穴位神经刺激仪，选用连续波，频率 100Hz，强度以患者能耐受为度，2~5 分钟后即可行胃镜检查。留针至胃镜检查结束后出针，用棉签按压针孔约半分钟。

结果：电针内关穴对减轻胃镜检查引起的呕吐、咽部不适等主要不良反应，有明显防治作用。

电针内关干预胃镜检查的不良反应，是安全有效、简便实用、花费低廉的方法，提高了胃镜检查使用率。

另一项临床研究显示：电针内关穴可以治疗心脏过早搏动。

心脏过早搏动亦称期前收缩、期外收缩，简称早搏，是指异位起搏点发出提早冲动所引起的心脏搏动。按异位起搏点的位置不同可分为窦性、房性、房室交接处性和室性四种。

早搏是常见的心律失常，见于各种器质性心脏病患者和部分正常人。

取穴： 双侧内关穴。

针具： 0.30mm×40mm 毫针，韩氏穴位神经刺激仪（型号 LH202H）。

操作： 患者取仰卧位，用 75% 酒精棉球常规消毒，直刺进针 15~25mm，小幅度提插捻转得气后，接韩氏穴位神经刺激仪，选择疏密波，频率 2/100Hz，刺激强度以患者能够耐受为度，电流强度为 1~2mA，留针 20 分钟，每日 1 次，连续针刺疗 10 次为 1 疗程，共治 1 个疗程。

结果： 电针内关穴对治疗心脏过早搏动有确切疗效。

作用机理： 内关穴与心脏相关形态学上的联系以神经节段的同一性为基础。针刺刺激通过正中神经，冲动一支经过脊神经节（第 6 颈神经节至第 1 胸神经节（C_6~T_1））沿内脏支传至心脏，通过神经体液因素对心脏进行调节，另一支经胸髓背角 T_{1-4} 与心律失常的信息整合，上传至中枢神经系统，各级中枢参与心血管活动的调控，通过改变交感神经及副交感神经的紧张性而调整心脏活动，从而抑制心律失常。

文献记载主治参考
TUJIE50XUE

1. 心痛，心悸，胸闷，心动过速或过缓等心脏疾病。
2. 眩晕，癫痫，失眠，偏头痛等神志病症。
3. 胃痛，呕吐，呃逆等胃腑病症。
4. 肘臂挛痛。

特点总结
TUJIE50XUE

1. 内关穴是手厥阴心包经的络穴，为临床治疗心脏疾患最常用的腧穴，如心痛、心悸、心肌炎、心绞痛、心律不齐、心动过速等疾患。

2. 内关穴又是八脉交会穴，通于阴维脉，阴维脉可用于治疗除心脏疾患之外的胸、胃疾病，如胸闷、胸痛、胃痛、呕吐、呃逆等症。

3. 内关穴还可治疗抑郁症等神志病，如失眠、偏头痛、癫痫、癔症等，还可醒神开窍，作为昏迷时的急救穴。

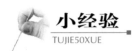

小经验
TUJIE50XUE

　　强刺激内关穴治疗昏迷　某女，21 岁，学生。2004 年暑假乘火车，车内人多拥挤、闷热潮湿，该女孩忽然昏倒，她面色苍白、大汗淋漓、神志不清，笔者急用指甲用力掐揉其双侧内关穴，约 1 分钟患者即汗止，面色转为红润，神志渐清，自述胸闷心慌也好转，休息十几分钟而愈。

　　针刺内关穴治疗心动过速　沈×，女，62 岁，2007 年 5 月 9 日初诊。自觉阵发性心动异常，心慌不安 1 年余。其心慌、心动异常到冬季加重，常在紧张时发作。曾在多家医院治疗，作过心、肾、头颅等相关检查，未发现异常，诊断为心神经官能症。曾服用心得安、维生素 B_1 等药物治疗，仍不时发作。近 2 月以来，自觉心动不安加重，呈阵发性发作，持续数分钟至数十分钟不等，伴有面红、肢冷，发作时心电图示窦性心动过速，未发作时如常人，惟神疲倦怠、形寒怕冷，舌淡边有齿痕，苔薄白，脉沉。辨证为心悸（心阳不振型）。治以振奋心阳、宁神定悸。取两侧内关，刺入 16mm 左右，用平补平泻法，留针 20 分钟，留针期间每 3~5 分钟行针 1 次，每日针治 1 次。针刺 4 次后，发作次数减少，又再针灸 10 次，针刺期间未再发作。随访 6 个月未见复发。

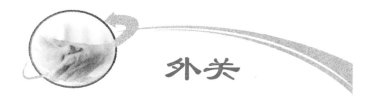

外关

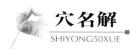

穴名解
SHIYONG50XUE

外，即体表；关，即关隘、要冲。本穴为手少阳三焦之别络，与阳维脉相通，且别走心主厥阴，本穴位在外，与内关相对，为主治头肢、躯干疾患的重要穴位，故名"外关"。

定位：在手背腕横纹上 2 寸，尺骨与桡骨之间，阳池与肘尖的连线上。（图 34）

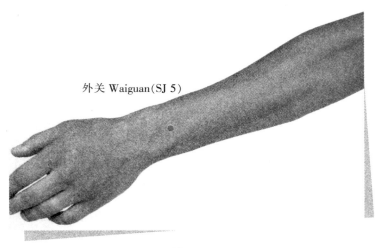

外关 Waiguan(SJ 5)

图 34

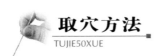

取穴方法
TUJIE50XUE

伸臂俯掌，于腕背横纹中点直上 2 寸，尺骨与桡骨之间是穴。

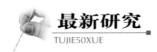

最新研究
TUJIE50XUE

麦粒灸外关穴有治疗感冒的作用。

感冒（common cold）又称伤风、冒风，是风邪侵袭人体所致的常见外感疾病。临床表现以鼻塞、咳嗽、头痛、恶寒发热、全身不适为其特征。全年均可发病，尤以春季多见。西医学认为当人体受凉、淋雨、过度疲劳等诱发因素，使全身或呼吸道局部防御功能降低时，则原已存在于呼吸道的或从外界侵入的病毒、细菌可迅速繁殖，引起本病，以鼻咽部炎症为主要表现。引起普通感冒的主要为鼻病毒。

西医学中上呼吸道感染属中医感冒范畴。由于感邪之不同、体质强弱不一，证候可表现为风寒、风热两大类，并有夹湿、夹暑的兼证，以及体虚感冒的差别。如果病情较重，在一个时期内广泛流行，称为"时行感冒"。

适应证：凡感冒初起，出现发热恶寒、鼻塞流涕、喷嚏咳嗽、全身不适，或平素经常感冒之虚人，或治疗时有任何感冒症状的健康人，能忍受艾火灼痛的男女老幼均适宜。

取穴：任意一侧外关穴。

针具：选用优质细艾绒。治疗时搓制成麦粒大小的艾炷以备用；另备创可贴及干净的瓶盖。

操作：患者取坐位，将一侧手平放于桌上，手心向下。施术者以点灸笔点取外关穴，然后作局部消毒处理，在外关穴上涂以经消毒的凡士林膏。用镊子将搓制好的小艾炷粘在外关穴并点燃，当艾炷燃至患者出现灼痛时，施术者以指轻叩穴位四周皮肤，转移患者注意力，以减轻疼痛，待艾炷将燃尽时，用干净之瓶盖将艾火压灭。稍待片刻后，去净艾灰，用同法施灸第 2 壮，第 3 壮……以灸穴处皮肤潮红，轻 Ⅰ 度烧伤为度，最后一壮保留艾灰，然后用创可贴外敷灸处。第 2 天灸处皮肤出现水泡者为佳，水泡大者可用毫针透刺放净，再以创可贴外敷。1 周左右灸处结痂脱落，不留瘢痕。一般 1 次即效，亦可在皮痂脱落后重复施灸。

治疗期间，患者饮食宜清淡，忌食辛辣肥腻生冷鱼腥烟酒等，适量饮水，无须服用任何药物，保持施灸处干燥，防止弄破水泡而感染。

结果：麦粒灸外关穴对于治疗感冒初起者疗效显著。

麦粒灸外关穴 24 小时内恶寒发热、鼻塞流涕、喷嚏咳嗽、全身不适等症状均消失。

作用机理：麦粒灸外关穴可增强人体免疫力，预防感冒。

文献记载主治参考
TUJIE50XUE

1. 热病，头痛，目赤肿痛，耳鸣，耳聋。
2. 瘰疬。
3. 胁肋痛。
4. 上肢痿痹不遂。

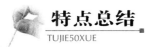

特点总结
TUJIE50XUE

1. 外关穴是手少阳三焦经之络穴，八脉交会穴之一，通于阳维。是治疗感冒的常用穴之一。此外，感冒引起的发热，以及高血压病、脑血管病后遗症、偏头痛、内耳性眩晕等均可用之。

2. 外关穴还可用于治疗头面五官科疾病，如结膜炎、神经性耳聋、创伤性耳聋、鼻出血、牙痛等症。

3. 外关穴还可治疗运动系统疾病，如桡神经麻痹、肱骨外上髁炎、上肢关节炎、坐骨神经痛、急性腰扭伤、急性踝关节扭伤、落枕、颞颌关节功能紊乱。

4. 外关穴还可治疗消化系统疾病，如腹痛、胆囊炎、阑尾炎、便秘、霍乱。

5. 外关穴应用亦非常广泛，还可用于治疗无汗症、失眠、遗尿等症。

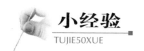

小经验
TUJIE50XUE

　　按摩外关穴治疗踝关节扭伤　伸臂俯掌，在同侧腕背横纹上2寸、桡骨与尺骨之间取穴。施术者以拇指螺纹面按于穴位上揉动，施以中度压力，每次10分钟。术中患者如感踝关节疼痛处有温热感或疼痛加重感属正常现象。施术时可令患者活动患侧肢体（由轻到重），疼痛可减轻。施术结束后可用正红花油涂于踝关节痛处及穴位局部。多数患者踝关节局部疼痛于术后即可基本缓解，肌肉保护性收缩消除，关节活动功能恢复，甚至能进行奔跑弹跳动作，少数患者经2~4次治疗后，亦可痊愈。

　　踝关节扭伤为临床常见病，多由于足部突然过度的内翻或外翻所致，任何年龄均可发生。扭伤后踝关节周围常有肿胀、压痛及瘀血。

　　按：急性踝关节扭伤后24小时内损伤局部的血管血栓尚未完全稳定，如直接在损伤的局部推拿按摩，可导致伤处再出血，有加重局部损伤之虑。而采用远隔部位进行推拿按摩可避免这一副作用。外关穴有通调全身气血，通经活络，理气止痛之效。按揉外关穴，能疏通少阳经气，并通过阳维脉直达足踝部，起到舒筋活络止痛的作用。

　　针刺外关穴治疗急性踝关节扭伤　张×，男，15岁，学生。2005年2月23日中午打篮球时扭伤左踝关节，1小时后由同学搀扶来就诊。查：左踝外侧局部肿胀，左足着力困难，明显跛行，踝关节可被动进行轻度背伸，跟腓韧带压痛，跖屈和旋转活动，排除骨折和脱臼。诊断为急性左踝关节扭伤。采用针外关穴，透至内关，提插捻转运针，每5分钟行针1次，20分钟后，左踝关节疼痛减轻。第二天续针1次，针法同前，针毕疼痛消失大半。

　　按：外关透内关穴，两穴同时刺激，疏通阴阳维脉，经脉通畅，关节功能恢复。针刺外关穴，下病上治，调节扭伤致痉挛的踝关节韧带而获效。

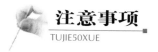

注意事项
TUJIE50XUE

　　刺法：向上斜刺25~40mm，局部酸胀，向上扩散至肘、肩部。治疗肘、肩及躯干疾病。

　　向腕关节方向斜刺运针，治疗腕关节疾病。

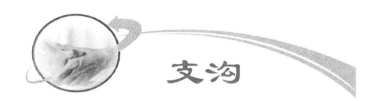

支沟

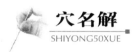

穴名解
SHIYONG50XUE

支，通"肢"；沟，即沟渠，含有狭窄之意。本穴在上肢前臂尺骨、桡骨的狭窄之间，脉气行于两骨间如水行沟渠，故名支沟，又名"飞虎"。

定位：在前臂后区，腕背侧远端横纹上3寸，尺骨与桡骨间隙中点。（图35）

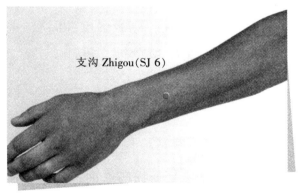

支沟 Zhigou(SJ 6)

图 35

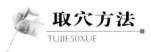

取穴方法
TUJIE50XUE

从虎口中指向前跪屈，食指向前迈进一步，中指尖到食指尖，名为"一飞"，位于腕关节上3寸左右，因名"飞虎"。

由拇指尖到中指尖，名曰"一虎（口）"。故该穴又称"飞虎"。

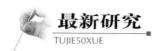

最新研究
TUJIE50XUE

电针支沟穴有治疗便秘之气秘的作用。

慢性功能性便秘（chronic functional constipation，CFC）是临床常见的慢性消化道症状，随着社会老龄化、现代生活节奏加快、饮食习惯改变等，其发病率有增加的趋势。气秘临床症状：排便费力，欲便不得便，或艰涩不畅，胸胁痞满，腹中胀痛，嗳气频作，苔白，脉弦，病情与情绪密切相关。导致气秘的因素有：情志不舒、忧愁思虑、久坐少动、久病卧床等引起气机郁滞，致使大肠传导失职、糟粕内停，而成秘结，即所谓"气内滞而物不行"。

国内外数项调查显示，严重的便秘已经影响了人们的生活质量，且与许多疾病的形成有密切关系，因此早期预防和合理治疗便秘是临床研究的当务之急。

取穴：双侧支沟穴。

针具：0.30×40mm 毫针，韩氏穴位神经刺激仪（型号 LH202H）。

操作：用 75% 酒精棉球常规消毒支沟穴，垂直刺入，针刺深度以得气为度，得气后，接韩氏穴位神经刺激仪，刺激强度 30mA，选择波型等幅疏密波 2/100Hz，脉冲宽度 0.2~0.6ms，通电 30 分钟。每日 1 次，7 日为 1 疗程，共观察 4 个疗程。

结果：电针支沟穴对治疗便秘之气秘有良好的效果。

通过电针治疗气秘，1 周便能起效，4 周后疗效最佳。

作用机理：电针支沟可通过修复受损肠壁内神经丛，从而促进神经递质释放，改善便秘患者的结肠转动功能，增加了结肠动力，进而缩短了结肠传输时间，对结肠运动功能有一定的调节作用。

文献记载主治参考
TUJIE50XUE

1. 腹痛，便秘，呕吐，泄泻。
2. 咽肿，耳聋耳鸣，目赤目痛。

3. 经闭，产后血晕，产后缺乳。

4. 上肢麻痹，瘫痪。

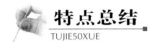

特点总结

1. 支沟穴是手少阳三焦经腧穴，是治疗便秘的经验效穴，还可治疗其他消化系统疾病，如腹痛、呕吐、泄泻等症。

2. 支沟穴还可用于治疗头面五官疾病，如咽喉肿痛、神经性耳聋、视力下降、结膜炎。

3. 支沟穴还可用治一些妇科疾病，如月经不调、产后乳汁分泌不足等症。

4. 此外，支沟穴还可用治运动系统疾病，如肩背部软组织损伤、急性腰扭伤。

5. 支沟应用广泛，还可用于治疗一些其他疾病，如肋间神经痛、胸膜炎、肺炎、心绞痛、心肌炎、急性舌骨肌麻痹。

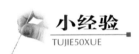

小经验

针刺支沟穴治疗急性腰扭伤　嘱患者坐位，取患侧支沟穴（若疼痛位于腰部正中，则取双侧支沟穴）。常规消毒后，选用 0.30mm×40mm 毫针，快速直刺20mm 左右，用强刺激手法，有酸麻胀针感后，采用缓慢提插法行针 2~3 分钟，配合提针时吸气、插针时呼气，不留针。每日 1~2 次，2 次为 1 疗程，若未愈可进行下 1 疗程，共治疗 3 疗程便可取效。

针刺支沟穴治疗小腿痉挛　刘×，男，32 岁，司机，由于长时间驾驶汽车（超过 24 小时）感左下肢小腿外侧疼痛，不能走路，由朋友扶到我科治疗，检查患者左小腿外侧压痛，肌肉痉挛发硬，皮肤表面无红肿，患者有一种抽搐样疼痛感，并且脚不能踏地。治疗方法：取患者右侧支沟穴，直刺 20mm 左右，行提插捻转手法，得气后，令患者活动左下肢，当即疼痛减轻，留针 30 分钟后；疼痛已无，行走如常。

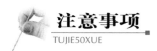

注意事项
TUJIE50XUE

刺法：直刺 15~25mm，局部酸胀，针感可向上扩散至肘部，有时有麻电感向指端放散。

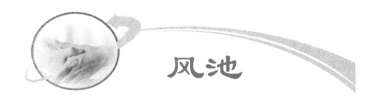

风池

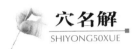

穴名解
SHIYONG50XUE

风，即风邪；池，凹陷之意，比喻水的汇积。这里指风的汇积，穴处凹陷如池，是搜风的要穴，故曰"风池"。

定位：在项部，当枕骨下，与风府穴相平，胸锁乳突肌与斜方肌上端的凹陷处。（图36）

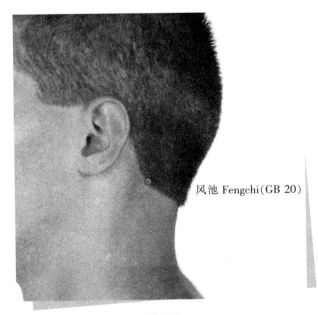

风池 Fengchi(GB 20)

图36

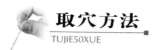

取穴方法
TUJIE50XUE

正坐位或俯卧位取穴。穴在项后，枕骨下缘两侧凹陷处，后发际处取穴。

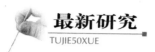

最新研究
TUJIE50XUE

风池穴可用于高血压病的辅助治疗。

高血压是指体循环动脉血压增高，是一种常见临床综合征。可分为原发性高血压和继发性高血压。其致病原因复杂，多与饮食、情绪、遗传、吸烟等因素有关。1999年世界卫生组织（WHO）公布：如果成人收缩压≥140mmHg和（或）舒张压≥90mmHg即诊断为高血压。

中医学并无高血压之称，因其病程长、临床表现复杂，多将高血压归于中医的"眩晕"、"头痛"、"中风"、"肝阳"、"肝风"等进行辨证论治。针灸对于服用各种降压药物未达正常血压范围且血压较稳定者、收缩压在140~180mmHg舒张压在90~110mmHg之间者较适用。

高血压分类：

（1）原发性高血压：是以动脉血压升高，尤其是舒张压持续升高为特点的全身性、慢性血管性疾病。头痛、头晕、乏力是较常见的一般症状。晚期患者可出现心、肾、脑等脏器不同程度的器质性损害。一般临床所称高血压病即指原发性高血压。

（2）继发性高血压：是继发于某种疾病而引起的高血压，其血压升高仅是一种症状，所以又称症状性高血压。

取穴： 双侧风池穴。

针具： 0.30mm×25mm 毫针。

操作： 用75%酒精棉球常规消毒，采用指切进针法，针尖朝向鼻尖，刺入深度为16~20mm，采用捻转法行针，右手持针，拇指、食指向前向后捻转，指力均匀，角度为180°~360°，得气后，留针30分钟，每10分钟捻针1次，治疗结束时，按压针孔，快速出针。每日 1 次，共治疗 28 日。

结果：电针风池穴对治疗高血压有显著即时降压作用。

作用机理：通过针刺风池穴调节了高血压病患者的交感神经系统，使其由兴奋转为抑制，从而通过神经体液调节，使患者心率减慢，心肌收缩力有所减弱，周围小动脉口径扩张。最终导致患者心输出量有所减少，外周阻力有所下降，血压降低。

文献记载主治参考
TUJIE50XUE

1. 头痛，眩晕，失眠，癫痫，中风。
2. 目赤肿痛，视物不清，鼻塞，鼻衄，鼻渊，耳鸣，咽喉肿痛。
3. 感冒，热病，颈项强痛。
4. 瘾疹，风疹。

特点总结
TUJIE50XUE

1. 风池穴为足少阳、阳维脉交会穴，是治疗头部疾患的主要穴位，且疗效显著，除可用于高血压外，还可用于治疗各种头痛、眩晕、近视、鼻炎、中耳炎、耳聋以及咽炎等症。
2. 另外，风池穴还可用于治疗中风、癫痫、失眠等神志病。
3. 风池穴还可治疗一些感冒、高热、颈椎病等症。

小经验
TUJIE50XUE

针刺风池穴治疗鼻窍失灵　包×，女，48 岁，2005 年 3 月 18 日初诊。患者 3 个月前感冒痊愈后出现嗅觉消失，不闻香臭，呼吸畅通，味觉减弱，舌淡苔白，脉浮数。曾服各种药物无效，乃求治于针灸。证属风寒侵袭，鼻窍失灵。治以祛风散寒，通经利窍。行常规消毒后，针刺风池穴，选用 0.30mm×25mm 毫针，进针 10~16mm，得气后用左手（押手）将针下气至感觉推向鼻部，当时患者即感鼻子酸胀难忍，守气 1 分钟后出针。次日，该患者告知医生：已尝出味道。1 次治愈。

按：风池穴为足少阳胆经与阳维脉交会穴，阳维脉主一身之表，故可祛风通络，疏通肺卫，宣通鼻窍。

风池穴注药治疗头痛 嘱患者充分暴露风池穴，常规消毒，用注射器吸抽 0.5%~1% 普鲁卡因 1~2mL，配 4 号或 5 号针头，在痛侧或疼痛较重的一侧，由下向上斜刺入 0.1~1cm，注完后不拔出针头，再吸抽无水酒精 0.5~1mL，由原针头注入，出针后按压片刻。3 日 1 次，5 次为 1 疗程，疗程间间隔 5~10 日。

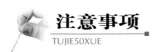

注意事项
TUJIE50XUE

刺法：因其穴深部中间为延髓，故操作时必须严格掌握针刺的角度与深度，要注意针尖微向下，向鼻尖斜刺 16~20mm，或平刺透风府穴。

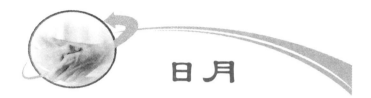

日月

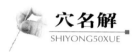

穴名解
SHIYONG50XUE

本穴善治眼病，因而名为"日月"，又名"神光"。神之光，日与月也。又本穴为胆之募穴，胆，中正之官，决断出焉，决断必须务求其明，而明字从日、从月，故名为"日月"。

《道藏》："日月者，左右日也"。

定位：在上腹部，当乳头直下，第 7 肋间隙，前正中线旁开 4 寸。（图37）

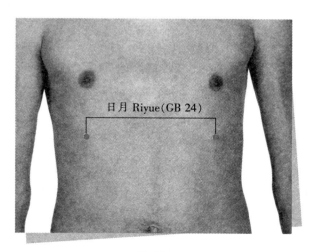

日月 Riyue(GB 24)

图 37

取穴方法
TUJIE50XUE

仰卧，在锁骨中线的第 7 肋间隙中是穴。

最新研究
TUJIE50XUE

针刺日月穴对慢性胆囊炎有治疗作用。

慢性胆囊炎系胆囊慢性病变，大多数是由胆囊结石、慢性感染、化学刺激及急性胆囊炎反复迁延发作所致。临床上常表现为上腹部隐痛、消化不良等症状。具体症状表现有：上腹或右上腹疼痛，以及上腹饱胀不适、反酸嗳气、恶心、呕吐等消化不良症状。

取穴：双侧日月穴。

针具：0.30mm×25mm 毫针。

操作：用 75%酒精棉球常规消毒，采用夹持进针法，沿肋骨缘斜刺 10mm 左右，行泻法 1 分钟，以串胀感至右上腹或背部为度，留针 30 分钟，留针期间不行针。每日 1 次，每周针刺 5 次，连续 4 周。

夹持进针法：左手拇、食二指夹持针身下端，将针尖固定于皮肤表面部位，右手持针柄，使针体垂直。右手指力下压时，左手拇、食指同时用力，将针刺入皮肤。或用右手拇、食二指夹持针体下端，露出针尖 3~5mm，对准穴位利用腕力快速刺入，然后再与押手配合刺入所需深度。

结果：针刺日月穴可以改善慢性胆囊炎的临床症状。

针刺日月穴在减轻患者阵痛、胆囊区压痛等方面疗效优于对照的昆仑穴效果。

作用机理：针刺日月穴有促进胆汁分泌和使胆道口括约肌松弛的功能，从而起到排石、水火的作用。祖国医学认为日月为胆经募穴，为胆经经气募集之处，针之可调理肝胆之经气，疏肝利胆，本穴又为足太阴、足少阳、阳维之会，可助脾胃之运化水谷，降上逆之气，功可健脾降逆，治疗胆囊炎的各临床症状。

文献记载主治参考

1. 黄疸，呕吐，吞酸，呃逆，胃脘痛。
2. 胁肋胀痛。

特点总结

1. 日月穴为足少阳胆经募穴，是治疗胆囊疾患的首选穴，临床上各种胆囊炎、胆结石等症均可选用该穴进行治疗。

2. 日月穴还可用于治疗因胆囊炎、胆结石引起的各种消化道症状，如呕吐、呃逆、泛酸等。

3. 应用日月穴邻近治疗作用，可治疗胁肋胀痛、肋间神经痛等症。

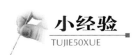

小经验

日月穴激光照射治疗胆道疾病　取日月穴，用 7 毫瓦氦氖激光器（波长 9328 埃，光斑直径 3cm），用导光纤维直接照射穴位，每穴 10 分钟。每日 1 次，10 次为 1 疗程。

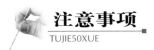

注意事项

刺法：斜刺或平刺 15~20mm，不可深刺，以免伤及内脏。

环跳

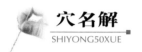

穴名解
SHIYONG50XUE

　　环，指环曲；跳，指跳跃。本穴在髀枢中，针刺环跳穴，可使其跳跃如常，加之取穴时，需侧卧，伸下足，屈上足，其膝髋呈环曲状，故名"环跳"。

　　定位：在股外侧部，侧卧屈股，当股骨大转子最凸点与骶管裂孔连线的外1/3 与中 1/3 交点处。（图 38）

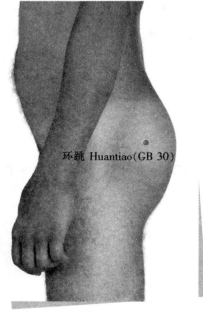

环跳 Huantiao（GB 30）

图 38

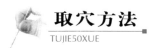
1. 侧卧，伸下腿、屈上腿成 90°，以拇指关节横纹按在股骨大转子上，拇指指脊柱，当拇指尖止处是穴。

2. 侧卧，伸下腿、屈上腿，躯干略前倾，在骶管裂孔、股骨大转子与髂脊上缘连成三角形中点处是穴。

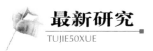

最新研究
TUJIE50XUE

电针环跳穴可以治疗原发性坐骨神经痛。

原发性坐骨神经痛是指坐骨神经通路及分布区的疼痛综合征，疼痛位于臀部、大腿后侧、小腿后外侧和足外侧，多发于单侧。发病年龄常在 20~60 岁，其中 40 岁左右最多见。

坐骨神经痛属于祖国医学的"痹证"范畴。多因感受风寒湿邪，或闪挫撞击，或积累陈伤，深入筋骨关节，留而不去，以致经络受损、气血阻滞、不通则痛；其内因多由肾、督脉阳气虚衰所致。

原发性坐骨神经痛：是指 X 线或 CT 检查未发现腰椎、骶髂、髋关节病变，而跟踪腱反射减低或消失，直腿抬高试验阳性，常伴有自臀部沿大腿后侧及小腿外侧并向足背外侧放射的疼痛，疼痛可为刺痛、酸痛、胀痛、隐痛或冷痛。

取穴：患侧环跳穴。

针具：0.30mm×80mm 毫针，韩氏穴位神经刺激仪（型号 LH202H）。

操作：患者取侧卧位，穴位用 75%酒精棉球常规消毒后，采用右手拇、食、中三指握住针柄，左手拇、食指握住针身，左手无名指固定穴位，进针时两手同时操作，右手稍捻转向下输送，左手拇、食二指迅速将针垂直刺入环跳穴内，进针 60mm，以针感放射至足部为度，然后接韩氏穴位神经刺激仪，选用疏密波，频率为 4/20Hz，脉冲宽度 0.5ms，电压 6V，输出强度以患者能够耐受为度，留针 30 分钟，每日 1 次，共 10次。

结果：电针环跳治疗原发性坐骨神经痛在镇痛方面和改善临床症状方面均有良好的临床疗效。

文献记载主治参考
TUJIE50XUE

1. 下肢痿痹，半身不遂，腰腿痛。
2. 风疹、瘾疹等症。
3. 带下等妇科病症。

特点总结
TUJIE50XUE

1. 环跳穴是治疗下肢痿痹、半身不遂、腰腿痛、坐骨神经痛的常用穴位。
2. 环跳穴还可用治大腿外侧的带状疱疹，以及妇科白带过多等病。

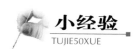

小经验
TUJIE50XUE

泻环跳治疗癔症性瘫痪 取 0.25mm×75mm 长毫针，行常规消毒，从环跳穴进针刺向外生殖器方向，刺入 60mm 深左右，得气后用泻法，使针感向下肢放射，运针 2~3 分钟后起针。

捣刺环跳穴治疗白带异常 取双侧环跳穴，常规消毒后，用 0.30mm×80mm 毫针刺入约 60mm，得气后用强烈捣刺手法，使针感由环跳向下扩散到腘窝或脚跟，且患者感到极度酸麻，留针 15~20 分钟。每日 1 次。

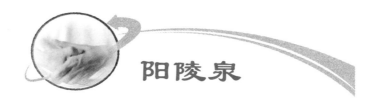

阳陵泉

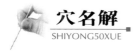
阳，指外侧；陵，指高处；泉，指凹陷处。本穴位于膝下外侧，腓骨小头前凹陷处，孔穴甚深，故名"阳陵泉"。

定位：在小腿外侧，当腓骨小头前下方凹陷处。（图39）

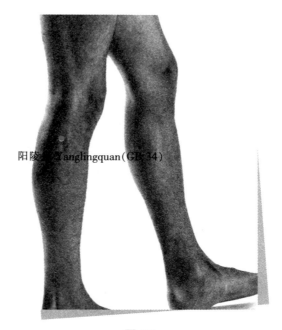

阳陵泉 Yanglingquan（GB 34）

图 39

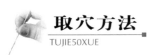

取穴方法
TUJIE50XUE

1. 膝下 1 寸，胫骨外缘凹陷中取穴。
2. 足三里穴上 6 分，横开 2 寸是穴。

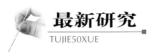

最新研究
TUJIE50XUE

电针阳陵泉穴可以缓解腓肠肌痉挛。

腓肠肌痉挛（FMC）是突发性疼痛性不自主的腓肠肌强烈收缩。老年女性多见，发作时仅累及腓肠肌，肌肉明显隆起，触之较硬且不放松，伸展及按摩患部可获缓解，每次发作数分钟，偏侧性，可左右交替发生，多在夜间睡眠时尤其是在寒冷的夜间发生，可数年至数十年反复发作，无后遗症，间歇期无不适感。

中医称之为小腿转筋，俗称抽筋，其病因多由寒邪侵袭、远行过劳或霍乱吐泻使筋脉失调、经筋不利，而老年女性多由气血津亏，尤其肝血不足、筋脉失养所致。

取穴： 双侧阳陵泉穴。

针具： 0.30mm×40mm 毫针，韩氏穴位神经刺激仪（型号 LH202H）。

操作： 用 75% 酒精棉球常规消毒后，快速刺入 35mm 左右，得气后每穴行均匀柔和捻转手法 1 分钟，捻转角度为 90°左右，频率为 100 次/分钟左右，接韩氏穴位神经刺激仪，选用密波，频率 75Hz，电压 220V，电流 0.1mA，留针 20 分钟，出针前再用上述针刺手法行针刺 1 分钟，每日 1 次，10 日为 1 疗程，疗程间间隔 2 日，连续观察 3 个疗程。

结果： 电针双侧阳陵泉穴对于缓解腓肠肌痉挛状态有明显疗效。

作用机理： "筋会阳陵泉"，故取用阳陵泉穴治疗下肢筋脉拘急，有疏筋解痉之效。

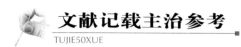
1. 黄疸，口苦，呕吐，胁肋疼痛。

2. 下肢痿痹，膝膑肿痛，腰痹，脚气，肩痛。

3. 小儿惊风。

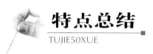
特点总结
TUJIE50XUE

1. 阳陵泉穴为足少阳胆经合穴、筋会穴，是治疗胆腑疾病的重要穴位，一切胆部疾患均可选用，如黄疸、胆绞痛、胆石症、胆囊炎等。

2. 因阳陵泉穴为八会穴之一的"筋会"，故还可用于治疗运动系统疾病，如肩周炎、膝关节炎、风湿性关节炎、类风湿性关节炎、面肌痉挛、偏瘫、坐骨神经痛、扭挫伤等。

3. 此外，阳陵泉穴还可用于治疗头痛、小儿惊风等症。

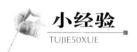
小经验
TUJIE50XUE

泻阳陵泉治疗胆绞痛　取双侧阳陵泉穴，行常规消毒后，用 0.30mm×75mm 毫针 2 支，同时于两侧穴位刺入 60mm 左右，得气后，行大幅度捻转泻法，幅度为 180°~360°，频率为 400 次/分钟，连续行针 3 分钟，使得气感达胆囊区后，留针 30 分钟，间隔 5 分钟行针 1 次。

针刺阳陵泉治疗肩痛　取患侧阳陵泉穴，行常规消毒后，垂直刺入穴位 1~1.5 寸深，中等刺激。同时嘱患者活动肩部，留针 20 分钟，每日 1 次。

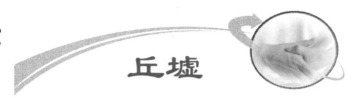

丘墟

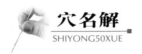

穴名解
SHIYONG50XUE

丘，即高处；墟，即大丘。该穴在足外踝前下方凹陷处，此处高起犹如大的土丘，故名"丘墟"。

定位：在足外踝的前下方，当趾长伸肌腱的外侧凹陷处。（图40）

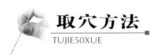

取穴方法
TUJIE50XUE

1. 外踝前下缘与足舟骨前上方凹陷处取穴。

2. 外踝前下方，当趾长伸股分外侧，趾跟关节间隙处取穴。

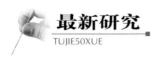

最新研究
TUJIE50XUE

电针丘墟穴可用于治疗偏头痛。

偏头痛是血管性头痛的一种，是神经–血管功能障碍所致的疾病，是一种反复发作的搏动性头痛，属众多头痛中的常见类型。可能与遗传、饮食、内分泌紊乱及紧张、饥饿、睡眠不足等因

丘墟 Qiuxu(GB 40)

图40

素有关。常见临床表现有：反复发作的偏侧或双侧头痛，伴有恶心、呕吐及羞明，在安静、黑暗环境内或睡眠后头痛缓解。在头痛发生前或发作时可伴有神经、精神功能障碍。

偏头痛是一种可逐步恶化的疾病，发病频率通常越来越高。据研究显示，偏头痛患者比正常人更容易发生大脑局部损伤，进而引发中风（脑卒中）。其偏头痛发生的次数越多，大脑受损伤的区域会越大，因此，对于偏头痛，应早发现，早治疗。

中医认为，偏头痛属"偏头风"范畴。头为诸阳之会，清阳之府，又为髓海所居之处，五脏之精血、六腑之阳气皆上奉于头，故凡经络脏腑之病变皆可发生头痛。如风邪外袭，上干于头；肝肾阴虚，风阳上扰；或七情内伤，肝郁化火，或气血虚弱，络脉失养，或痰浊瘀血，阻滞经脉，皆可致阴阳失调，气血逆乱，充塞脑络，而发偏侧头痛。

取穴：双侧丘墟穴。

针具：0.30mm×25mm 毫针，韩氏穴位神经刺激仪（型号 LH202H）。

操作：用 75%酒精棉球常规消毒，直刺丘墟穴约 15mm，施以捻转提插手法得气后，在针柄上连接韩氏穴位神经刺激仪的导线，选择疏密波，频率 2/100Hz，再将强度按钮由零位渐渐调高至患者能耐受为止，留针 30 分钟。每日 1 次，5 日为 1 疗程，疗程间隔 2 日，共治疗 4 个疗程。

结果：电针丘墟穴治疗偏头痛的效果较显著。

文献记载主治参考
TUJIE50XUE

1. 胸胁胀痛。

2. 下肢痿痹，外踝肿痛，脚气。

3. 疟疾。

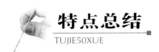

特点总结
TUJIE50XUE

1. 丘墟穴为足少阳胆经原穴，为足少阳胆经原穴，是现代临床医生治疗偏头痛的常用穴位之一。

2. 因丘墟穴是足少阳胆经原穴，可以治疗相应胆腑疾病，如胆囊炎、胆结石、肋间神经痛，以及这些疾病引起的相应症状，如恶心、呕吐等。

> 《灵枢·九针十二原》：五脏有疾也，当取之十二原。

注：针刺原穴有调整相应脏腑经络功能的作用。

3. 丘墟穴还可用于治疗邻近部位的病变，如足内翻、足外翻、脚踝肿痛、脚气等症。

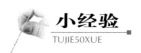

小经验
TUJIE50XUE

针刺丘墟穴治疗胁肋疼痛　郭×，男，30岁，2006年11月21日就诊。自诉：2个月前右胁肋部始感疼痛，时作时止，与情绪变化有关。曾怀疑为胆囊炎，行B超检查提示肝、胆正常。曾服去痛片及维生素B_1片效果不明显，近2天疼痛加剧，为持续性刺痛，历时数十秒钟，一昼夜疼痛发作30余次。服利眠宁、安乃近等仍未见效。检查：在右侧腋前线第7肋骨缘有压痛。经针刺右侧丘墟穴后，令其深呼吸，约3分钟疼痛明显减轻，留针25分钟，自述仅疼痛过2次，且持续时间不到3秒，较针前（10秒左右1次）明显减少。每日1次，其后又针5次，胁肋疼痛完全消失。半年后随访未见复发。

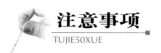

注意事项
TUJIE50XUE

孕妇慎用。

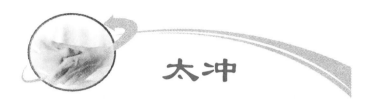

太冲

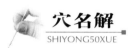

穴名解
SHIYONG50XUE

　　太，有大之意；冲，即冲盛。进步抬足，首当其冲，故名"冲"。穴在跗骨之上，足大指内侧，歧骨之间；又该穴为肝经之原穴，为冲脉之支别处，肝主藏血，冲为血海，肝与冲脉，气脉相应地合而盛大，故名"太冲"。

　　定位：正坐位或仰卧位，在足背侧，当第 1 跖骨间隙的后方凹陷处。（图41）

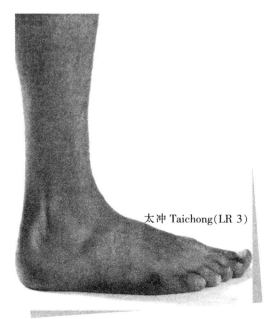

太冲 Taichong（LR 3）

图 41

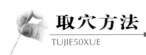

取穴方法
TUJIE50XUE

在足背侧，当第1跖骨间隙的后方凹陷处。

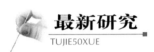

最新研究
TUJIE50XUE

针刺太冲穴对肝阳上亢型高血压有一定的治疗作用。

高血压病是指体循环动脉血压增高，是一种常见临床综合征，可分为原发性高血压和继发性高血压。其致病原因复杂，多与饮食、情绪、遗传、吸烟等因素有关。1999年世界卫生组织（WHO）公布：如果成人收缩压≥140mmHg和（或）舒张压≥90mmHg即诊断为高血压。

祖国医学并无高血压之称，因其病程长、临床表现复杂，多将高血压归于中医的"眩晕"、"头痛"、"中风"、"肝阳"、"肝风"等进行辨证论治。针刺太冲穴对于收缩压在140~180mmHg、舒张压在90~110mmHg之间者较适用。

高血压有两种：

（1）原发性高血压：是以动脉血压升高，尤其是舒张压持续升高为特点的全身性、慢性血管性疾病。头痛、头晕、乏力是较常见的一般症状。晚期患者可出现心、肾、脑等脏器不同程度的器质性损害。一般临床所称高血压病即指原发性高血压。

（2）继发性高血压：是继发于某种疾病而引起的高血压，其血压升高仅是一种症状，所以又称症状性高血压。

肝阳上亢型高血压：病证名。又称肝阳上逆，肝阳偏旺。多因肝肾阴虚，水不涵木，肝阳亢逆无所制，气火上扰。临床表现可见：眩晕耳鸣，头目胀痛，面红目赤，急躁易怒，心悸健忘，失眠多梦，腰膝酸软，口苦咽干，舌红，脉细数等。

取穴：双侧太冲穴。

针具：0.30mm×25mm毫针。

操作：患者取坐位，两手自然放在腿上，身体轻靠椅背，头微前倾；或平卧位。用75%酒精棉球常规消毒后，快速进针，向涌泉穴斜刺（针体与皮肤成45°角）10~16mm后行中强刺激。采用泻法，施捻转加震颤手法，激发感传向近心端放散，待得气后留针20分钟，每5~10分钟捻针1次。

结果：针刺双侧太冲穴具有一定的近期降血压疗效。

多中心随机对照试验研究结果显示，针刺太冲穴与口服卡托普利片比较，疗效相当。

作用机理：针刺太冲穴对神经内分泌有调节作用。针刺后其血清中肾上腺素、去甲肾上腺素的平均浓度明显降低，11-羟皮质酮平均浓度明显升高，上述结果支持把针刺的作用机制解释为针刺对神经体液系统的激活，故选用针刺太冲穴能有效地改善肝阳上亢型高血压患者的临床症状。

文献记载主治参考
TUJIE50XUE

1. 头痛，眩晕，目赤肿痛，口㖞，青盲，咽喉肿痛，耳鸣。
2. 月经不调，崩漏，疝气，遗尿。
3. 癫痫，小儿惊风，中风。
4. 胁痛，郁闷，急躁易怒。
5. 下肢痿痹。

特点总结
TUJIE50XUE

1. 太冲穴为足厥阴肝经输穴、原穴，是治疗各种肝阳上亢型病症的常用穴之一，如肝阳上亢型高血压、偏头痛、梅尼埃病、耳鸣、呃逆、鼻衄、中风等。

2. 太冲穴还有疏肝理气、缓解情绪的作用，用于治疗各种肝气不疏引起的病症，如月经不调、痛经、胁肋疼痛等。

3. 因太冲穴为足厥阴肝经输穴、原穴，故可用于治疗一些与肝、胆相关的疾病，如胆囊炎、脂肪肝等。

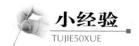

小经验
TUJIE50XUE

针刺太冲穴治疗腿痛　陈×，女，32岁，2003年7月4日初诊。主诉：右大腿内侧疼痛3天。患者3天前劳作时因右大腿突然过度外展，而致右大腿内侧疼痛，尤以耻骨部疼痛为甚，患肢髋膝关节呈半屈曲姿势，站立行走或下蹲时疼痛加重。查：右腿无红肿，大腿内侧肌张力增高，压痛广泛，以耻骨部为甚，"4"字征（+），舌淡红，苔薄白，脉弦细。治疗方法：穴取右侧太冲穴，针刺用泻法，针后令患者缓慢活动患肢并逐渐增大活动范围，留针30分钟，起针后患者能下地行走，唯耻骨部有酸重感，嘱其热敷，隔日再针1次而愈。

按：股内侧为肝经所过，此患者因劳力伤筋，气血瘀滞于肝经，故取肝经之原穴、输穴太冲，以达到疏利肝经、散瘀止痛之目的。

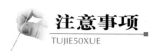

注意事项
TUJIE50XUE

本穴具有降低血压的作用，故在应用时应注意，低血压者慎用。

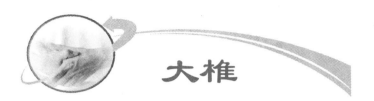

大椎

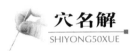

穴名解
SHIYONG50XUE

该穴位于第 7 颈椎下凹陷处，因第 7 颈椎骨最大，故名"大椎"。

定位：俯伏坐位，在后正中线上，第 7 颈椎棘突下凹陷中。（图 42）

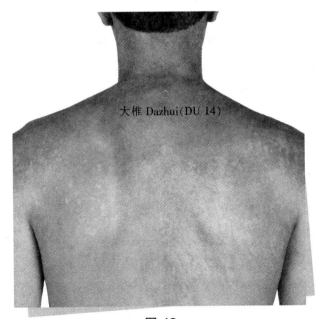

大椎 Dazhui(DU 14)

图 42

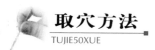

取穴方法
TUJIE50XUE

在后背正中线上，在项下，约与肩平，最大的脊柱骨下凹陷处。

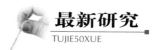

最新研究
TUJIE50XUE

电针大椎穴对于治疗感冒高热疗效良好。

感冒，中医称"伤风"，是由多种病毒引起的一种呼吸道常见病。多发于初冬，但春、夏季也可发生。早期症状有咽部干痒或灼热感、喷嚏、鼻塞、流涕，开始为清水样鼻涕，2~3日后变稠；可伴有咽痛；一般无发热及全身症状，或仅有低热、头痛。一般经5~7日痊愈。

流行性感冒是由流感病毒引起的急性呼吸道传染病，不属于该范畴。

高热是指体温达到39.0℃以上。

中医诊断感冒高热的标准为：发热较甚，摸之烫手，或出现恶热、烦渴症状，体温在39.0℃以上，谓之壮热，又称高热。常见感冒分型：

（1）风寒证可见恶寒重，发热轻，无汗，头痛，肢节酸疼，鼻塞声重，时流清涕，脉浮或浮紧。还可伴有咽痒，咳嗽，痰吐稀薄色白，口不渴或喜喝热饮，舌苔薄白而润。

（2）风热证可见身热较重，微恶风，汗泄不畅，咽燥，或咽喉乳蛾红肿疼痛，鼻塞，流黄浊涕，脉象浮数。

取穴： 大椎穴。

针具： 0.30mm×25mm毫针，韩氏穴位神经刺激仪（型号LH202H）。

操作： 用75%酒精棉球常规消毒，针刺大椎，针尖略向上，将韩氏穴位神经刺激仪输出线的小针夹一端夹在刺入大椎的针柄上，令患者手持另一端作为无关电极，选用2/100Hz疏密波，刺激强度以引起肌肉微微颤动、患者感觉舒适为宜（8~20mA）。每次治疗20分钟，治疗1次。

结果： 针刺大椎穴治疗感冒退热迅速，效果明显。

针刺大椎穴不但退热快，还可以改善感冒的其他症状，如恶寒、鼻塞、肢体酸痛、咽痛、流涕、出汗、头痛、咳嗽、口渴等均有好转。

作用机理：针刺对特异性免疫和非特异性免疫都有增强作用，从而解除发热的外致热源。大椎穴处布有第8颈神经后支和棘突间皮下静脉丛，针刺通过刺激外周神经，调节下丘脑体温调节中枢的放电，使之恢复到正常水平；针刺还可以降低发热患者的交感神经兴奋性，通过抑制交感神经的活动来降低机体的代谢并提高皮肤血流量以调节体温。

文献记载主治参考
TUJIE50XUE

1. 热病，疟疾，骨蒸潮热，盗汗，咳嗽，气喘。
2. 癫痫，小儿惊风。
3. 感冒，畏寒，风疹，头项强痛。

特点总结
TUJIE50XUE

1. 大椎穴是督脉腧穴。针刺大椎穴可以提高人体免疫力，降低各种疾病引起的高热，尤其对感冒引起的高热效果更好。

2. 此外，针刺大椎穴还可以增加机体白细胞数量，提高肺功能，用于治疗风疹、荨麻疹、痤疮等皮肤病，以及小儿惊风、癫痫等神志病症。

小经验
TUJIE50XUE

针刺大椎配合拔罐治疗痤疮　取大椎穴，局部消毒，然后用消毒后三棱针快速点刺放血少许；即刻用火罐拔其穴位上，5分钟后取下。2日1次，5次为1疗程。用该法治疗30例，痊愈：皮损基本消退，16例；有效：皮损消除50%以上，12例；无效：皮损消除不足50%，2例。

按：中医认为痤疮大多是因肺热血热，肺主皮毛，其华在面。丘疹色红，乃肺热薰蒸，血热蕴阻肌肤所致。故在治疗上以清肺热、祛肺风为主。大椎穴隶属督脉，又是督脉与手足三阳之会，主治热性病。在该穴上点刺放血少许，再配合拔罐疗法，具有清泻肺热血热、活血化瘀作用，因而能取得令人满意治疗效果。

针刺大椎加拔火罐治疗颈椎病　石×，女，53岁，2006年2月19日就诊。病史：患者双肩困重，颈项强痛，回转不利一年余，曾经牵引、按摩及口服中西药物等治疗，不能取效，每于结束治疗一天或几天后反复。后逐渐发展至后枕部困胀疼痛，头目眩晕，每天晨起时或伏案工作劳累后加重。查体：椎动脉扭曲试验（+），脑血流图示：椎-基底动脉供血不足，椎间孔挤压试验（+），第5、6、7颈椎棘间压痛（+），X线片显示：颈椎曲度僵直，第5、6、7颈椎间隙变窄，第6、7颈椎后缘骨质增生，第4、5颈椎间隙后见1cm×2cm颈韧带钙化。舌质暗，苔薄白，脉沉弦涩。诊断：颈椎病（混合型）。中医诊断：痹证。治疗方法：取穴大椎穴。令患者端坐稍低头部。以0.30mm×40mm毫针1支直刺15mm，行烧山火手法留针。以0.30mm×75mm毫针1支从大椎斜上15°向风府穴透刺55mm，使针感放射到后枕部，行提插捻转强刺激手法留针。以0.30mm×40mm毫针2支分别从大椎穴左右斜45°进针25mm，使针感扩散到双肩，强刺激后留针30分钟，间隔10分钟行针1次。起针后，以三棱针于大椎处呈三角形刺3下，加拔火罐，拔出紫黑色黏稠血液约5mL。当日治疗1次后，患者即感轻松。起效后继续施用上法，唯刺穴拔罐当第3日血出畅利，颜色正常后停止，针刺仍如前法，1周后，临床症状消失。为巩固疗效，又治疗3日。复查脑血流图已无异常。嘱患者低枕睡眠，注意工间休息，并教其颈部操锻炼。随访一年无复发。

按：刺大椎穴可调节督脉阳气，向上透刺，可引清阳上行，并疏通督脉气血；向左右斜刺，可引督脉之气补他经之不足，从而以阳祛阴，以热胜寒。刺络拔罐可清除留经此处脉中之瘀血，从而祛瘀生新。

烧山火手法：将针刺入腧穴应刺深度的上1/3（天部），得气后行紧按慢提（或用捻转补法）九数；然后再将针刺入中1/3（人部），同上法操作；再将针刺入下1/3（地部），仍同上法操作；然后将针慢慢提至上1/3。继续行针、反复3次，即将针按至地部留针，在操作过程中可使患者产生温热感。多用治冷痹顽麻、虚寒性疾病等。

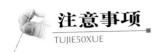

注意事项
TUJIE50XUE

刺法：大椎穴内部是脊髓，故在针刺时应注意切莫直刺太深，控制在 10~20mm 之间，以免损伤脊髓。

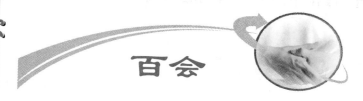

百会

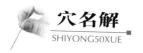

穴名解
SHIYONG50XUE

百，众多之意；会，即交会。头为诸阳之会，穴为手三阳、足三阳、督脉、足厥阴经交会之处，位于人体最高正中之处，百病皆治，故名"百会"。

道藏云："天脑者，一身之宗，百神之会"。所谓"天"者，其位于人体最高之处；百神，有关全身之神识。

定位：正坐位，在头部，当前发际正中直上 5 寸，或两耳尖连线中点处。（图 43）

百会 Baihui(DU 20)

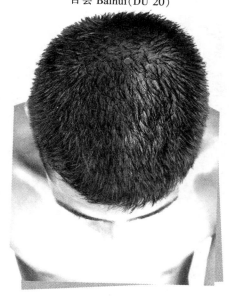

图 43

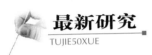

1. 正坐，于前后发际中点向前 1 寸取穴。
2. 正坐，头正中线与两耳尖连线之交点是穴。
3. 正坐，在后发际正中点上 7 寸取穴。
4. 正坐，在前发际正中点后 5 寸处取穴。

最新研究
TUJIE50XUE

百会穴透刺对急性脑梗死运动功能障碍患者有良好的治疗作用。

脑梗死（cerebral infarction，CI），是指局部脑组织因血液循环障碍，缺血、缺氧而发生的软化坏死，是最常见的缺血性脑血管病。主要是由于供应脑部血液的动脉出现粥样硬化和血栓形成，使管腔狭窄甚至闭塞，导致局灶性急性脑供血不足而发病；也有因异常物体（固体、液体、气体）沿血液循环进入脑动脉或供应脑血液循环的颈部动脉，造成血流阻断或血流量骤减而产生相应支配区域脑组织软化坏死。

脑梗死属中医“中风”范畴，因其起病急骤，见证多端，变化迅速，与风性善行数变、风性主动之特征相符，故名为“中风”。《内经》对猝然跌倒、昏迷有“击仆”“薄厥”“煎厥”“暴厥”“气厥”“大厥”的描述，而半身不遂则多以“偏枯”“偏风”“身偏不用”“风痱”命名。中风的主要症状有：偏瘫、神识昏蒙、言语不利或不语、偏身感觉异常、口舌㖞斜，次要症状为：头痛、眩晕、瞳神变化、饮水发呛、目偏不瞬、共济失调。

针灸治疗适用于意识清楚、病情基本稳定的急性脑梗死运动功能障碍患者。

关于中风的记载，始见于《灵枢·九宫八风》：“其有三虚偏于邪风，则为击仆偏枯矣”（“击仆偏枯”即指中风）。

取穴：百会穴。

针具：0.30mm×40mm 毫针。

操作：用 75%酒精棉球常规消毒，百会穴向前透刺，针体与皮肤成 15°角刺入约 40mm 至帽状腱膜下，针后捻转 200 次/分钟，捻转 1 分钟，留针 8 小时。采用长时间留针间断行针法，留针期间，开始每隔 30 分钟行针 1 次，重复 2 次，然后每隔 2 小时行针 1 次，直至出针。每日 1 次，6 次为 1 疗程，共治疗 3 疗程。

结果：百会穴透刺治疗急性脑梗死运动功能障碍有明显效果。

另一项临床研究显示，针刺百会穴可治疗中风后抑郁症，可改善抑郁症状。

中风后抑郁（简称 PSD）是常见中风并发症，占中风患者的 20%~79%，症状一般在中风后 6 个月~2 年内最严重，对中风患者的功能恢复和死亡率有重要影响，是一个重要的卫生问题。

中风后抑郁临床表现多样，有些程度较轻，表现为睡眠紊乱、早醒、食欲丧失、体征减轻、对自身缺乏信心。

取穴：百会穴。

针具：0.30mm×25mm 毫针。

操作：用 75% 酒精棉球常规消毒后，平刺百会穴 6~10mm，得气后采用小幅度捻转补法，施术 1 分钟，留针 30 分钟。每日 2 次，连续 4 周为 1 疗程。

结果：针刺百会穴对中风后抑郁症有肯定的治疗作用。

作用机理：针刺可提高中枢神经系统的多巴胺（DA）、去甲肾上腺素（NE）及 5-羟色胺（5-HT）的含量，说明针刺是通过改变患者的单胺类递质含量发挥作用的。

《难经》："督脉者，起于下极之俞，并于脊里，上至风府，入属于脑"，脑为元神之府，参与神经功能活动，调节思维情志，故针刺百会穴有调节中风后抑郁作用。

文献记载主治参考

TUJIE50XUE

1. 头痛，眩晕，中风失语，癫狂痫。
2. 失眠，健忘。
3. 脱肛，阴挺，久泻。

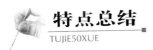
1. 百会穴是督脉腧穴，居头顶正中，位于人体至高正中之处，为百脉聚会，故临床多用于治疗脏器下垂性以及下陷性疾病，如脱肛、子宫下垂、阴挺、崩漏、泄泻、遗尿等症。

2. 督脉是十四经脉中唯一一条入属络于脑的经脉。经络所过，主治所及，故督脉可以治疗中枢神经系统的疾病，如中风、头痛、眩晕、癫狂痫、失眠、健忘等症。

小经验
TUJIE50XUE

艾灸百会治疗眩晕　冯×，女，73岁。2004年8月12日初诊。2个月前因操劳过度出现头晕眼花，视物旋转，恶心欲呕，伴精神萎靡，四肢无力，失眠心烦，记忆力明显衰退，耳鸣，纳差，大便干结，舌淡红苔白，脉沉细。经服中西药等治疗，症状未见缓解，求针灸治疗。诊断：眩晕。病机：督脉经气失调，髓海不足所致。治以调整督脉，温养脑髓为主，予以艾炷直接灸百会：固定按压好百会穴处毛发，万花油涂擦穴位后将艾炷（苍耳子大小）直接放于百会穴上点燃，患者不能忍受时用镊子把尚未燃尽的艾灰拿掉，此为1壮，共7壮；最后一壮点燃后，待稍有热感，用12层纱布垫用力按压于艾炷上使其与穴位紧贴，此时患者有暖流贯顶或随督脉下行温暖脊柱的感觉。艾灸后，患者自觉症状明显减轻，精神振作。每日1次，共施术10次而愈。

按：督脉循行于脊里，是五脏六腑气血所注之处，入络于脑，与脑和脊髓有密切的联系，而脑为髓海、元神之府，故该病取百会穴进行艾炷直接灸，以调督温髓而痊愈。

《灵枢·海论》：脑为髓之海。

《素问·解精微论》：髓海有余，则轻劲多力，自过其度；髓海不足，则
脑转耳鸣，胫酸眩冒。

注意事项

TUJIE50XUE

刺法：因该穴位于头顶，下为头骨，所以针刺时不宜直刺，应以平刺为主。
升阳举陷可用灸法。

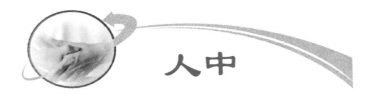

人中

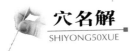
穴名解
SHIYONG50XUE

鼻通天气，口通地气，本穴位于口鼻之间，故名"人中"。本穴在鼻柱之下，因为所处之位犹如水之沟渠，故又名"水沟"。

通天气，即吸则取之于天，呼则还之于天。通地气，即饮食水谷动植物等皆取之于地，入之于口，经胃肠消化吸收精华后排出便尿，仍还之于地，合于土壤，又复产生水谷动植物以供口腹。

定位：仰靠坐位，在面部，当人中沟的上 1/3 与中 1/3 的交点处。 （图 44）

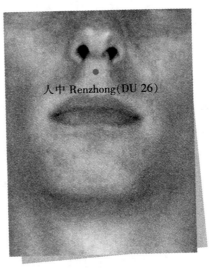

人中 Renzhong(DU 26)

图 44

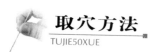

取穴方法

TUJIE50XUE

在鼻柱下，人中沟中点上 1/3。

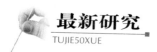

最新研究

TUJIE50XUE

针刺人中穴治疗急性腰扭伤效果明显。

急性腰扭伤属于西医学的小关节功能紊乱和滑膜嵌顿以及韧带肌肉损伤，多突然发作，受伤几个小时或 1~2 天症状开始明显，局部疼痛，压痛明显，伴有不同程度的功能障碍，部分患者可出现下肢放射痛等。

中医对急性腰扭伤认识较早、较深刻，《金匮翼》："瘀血腰痛者，闪挫及强力举重得之……若一有损伤，则血脉凝涩，经络壅滞，令人卒痛不能转侧……"，故有"闪腰"之称；《医部全录》："腰脊者，身之大关节也，故机关不利而腰不可以转也"，又有"椎骨错缝"之称。

取穴：人中穴。

针具：0.25mm×10mm 毫针。

操作：患者取坐位，用 75%酒精棉球常规消毒，以 45°向上斜刺入人中穴，深度 8mm，鼻根酸胀麻木后，隔 5 分钟用泻法行针 1 次，留针 20 分钟，在留针过程中，令患者站立并旋转屈伸腰部，以能忍受为度。每日 1 次，3 次为 1 疗程。

结果：针刺治疗急性腰扭伤疗效明显。

通过临床观察，病程越短，治疗越早，见效越快，只要诊断明确，治疗及时，便有立竿见影的功效。

作用机理：留针配合腰部活动，能够解除滑膜嵌顿，纠正小关节紊乱，缓解局部筋脉拘急，促进气血运行，利于留针时气至病所，使腰部经脉通则不痛，从而恢复腰部正常的生物力学平衡，则病自愈。

另一项临床研究显示，电针人中穴有抗轻、中度休克的作用。

休克是由不同原因引起的以微循环血流障碍，重要器官血流灌注不足，组织缺氧导致代谢紊乱为特征的急性循环功能不全综合征。临床表现为血压下降、心率加快、脉搏微弱、皮肤苍白、四肢厥冷、表情淡漠等。

休克属于中医学"厥证""脱证"等范畴。临床可见大汗淋漓、手足厥冷、目合口开、手撒尿遗、脉微细欲绝等症状。

休克是临床最常见的急危重症之一，如不及时救治，则危及生命。

取穴： 人中穴。

针具： 0.30mm×25mm 毫针，韩氏穴位神经刺激仪（型号 LH202H）。

操作： 用 75%酒精棉球常规消毒，向上斜刺 6~10mm，持续 1~3 分钟，然后接韩氏穴位神经刺激仪，施以频率为 2/100Hz 的疏密波、电压为 7V、脉冲电流的电针刺激。将输出电极的一端夹在人中穴处的针柄上，另一端使用自贴皮肤电极作为无关电极贴于左面颊处。以患者恢复神志为度，待血压回升，收缩压稳定在 80mmHg 以上、舒张压达到 50mmHg，尿量第小时在 20~30mL 之间，留针 1 小时左右出针。如仍昏迷不醒，3 小时后按上法再刺激一次。

结果： 电针人中穴有抗轻、中度休克的作用。

作用机理： 电针人中穴可升高休克患者血压，改善神志与尿量，起到抗轻、中度休克的作用。

文献记载主治参考
TUJIE50XUE

1. 昏迷，晕厥，口喎，牙关紧闭，中风，癫狂痫，抽搐。
2. 唇肿，齿痛，鼻塞，鼻衄。
3. 闪挫腰痛，脊膂强痛。
4. 消渴，黄疸，遍身水肿。

特点总结
TUJIE50XUE

1. 人中穴是最常用的急救穴，可用于治疗精神神志疾病，如昏迷、休克、癫痫、中风等。

2. 人中穴属督脉，而督脉总司一身之阳气，故临床常用于治疗腰痛特别是急性腰扭伤。

3. 另外，人中穴还可止痛，用于治疗腹痛、牙痛，以及鼻部疾病如鼻塞、鼻衄等。

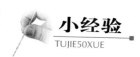

小经验
TUJIE50XUE

强刺激人中治疗尿失禁 人中穴常规消毒，用 10mm 长毫针刺入 6mm 深，针尖向上，强刺激，得气后留针 10 分钟。隔日治疗 1 次，连续针刺数次即愈。

针刺人中治疗呃逆 孙×，女，43 岁，2005 年 3 月 21 日，酒后当风，呃逆半天，频频而作，来诊。用 10mm 长毫针刺入人中穴，呃逆止，留针半小时起针，随访半年未再发作。

按： 人中穴为足阳明胃经、督脉和手阳明大肠经的会穴，针刺人中穴能够疏通手、足阳明之气，使胃、肠之气畅通，胃气舒则呃逆止。

指掐人中急救昏迷 在针具不具备的情况下，如有人发生昏迷、休克等症可立即行指甲掐按人中穴进行急救。

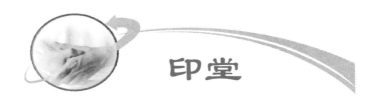

印堂

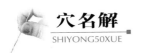
穴名解
SHIYONG50XUE

印，泛指图章；堂，庭堂之意。古代指额部两眉之间为"阙"，星相家称"印堂"，穴在其上，故称印堂。

定位：正坐仰靠位或仰卧位，在额部，当两眉头正中间。（图45）

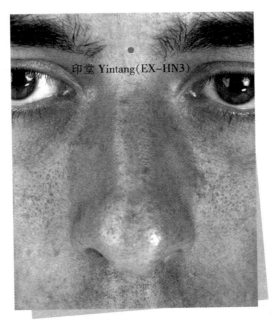

印堂 Yintang(EX-HN3)

图45

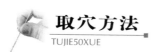

取穴方法
TUJIE50XUE

两眉毛内侧端中间的凹陷中。

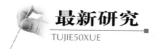

最新研究
TUJIE50XUE

印堂穴可用于过敏性鼻炎的治疗。

过敏性鼻炎（allergic rhinitis，AR），又称变态反应性鼻炎，与中医学的"鼻鼽"相类似。西医认为是花粉等过敏原进入鼻腔和气管，刺激机体产生特异性抗体 IgE，引起肥大细胞释放组织胺等物质而导致过敏性鼻炎。

中医认为多由外感风寒或积久化热所致，或内因肺卫气虚，卫外不固，肺卫失和，犯及鼻窍而得。

取穴：印堂穴。

针具：0.25mm×40mm 毫针，韩氏穴位神经刺激仪（型号 LH202H），2~4cm 艾条段。

操作：用 75% 酒精棉球常规消毒，顺督脉循行方向（鼻尖）刺入皮下，针尖向下沿皮刺入约 25mm，深达鼻根部；用提插捻转补法使针感外达鼻尖，鼻部酸胀明显为度。另 25mm 长毫针由鼻梁向鼻根刺入 20mm 深，得气后接韩氏穴位神经刺激仪，频率 2/100Hz，混频刺激，电流强度以患者可感受并无不适感为度。在电针刺激的基础上前一针插入清艾条段，采用温针灸，灸至鼻腔感到发热，时间 30 分钟。每日 1 次，连续治疗 15 次。

结果：电针加重灸印堂穴治疗过敏性鼻炎效果确切。

文献记载主治参考
TUJIE50XUE

1. 头痛，眩晕，失眠，小儿惊风。
2. 鼻塞，鼻渊，鼻鼽，眉棱骨痛，目痛。

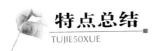

特点总结
TUJIE50XUE

1. 印堂穴是经外奇穴，是治疗过敏性鼻炎的常用穴之一。
2. 此外，印堂穴还常用于治疗头痛、失眠、梅尼埃病等神志疾患。

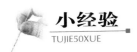

小经验
TUJIE50XUE

印堂穴放血疗法治疗头痛 术前先在印堂穴行局部按摩，使其局部尽量充血，以便放血。穴位皮肤和施术者的双手用碘酒、酒精进行常规消毒，然后施术者用左手食指和拇指提捏印堂穴皮肤，继用右手持三棱针穴位点刺，要求稳准快，以见血为宜，然后不断挤压穴位皮肤使血外溢，数量5~10滴，用消毒干棉球擦干净血迹即可。每日1次，10次为1疗程。

按： 印堂放血疗法可以通调督脉和诸阳经气，具有活血通络，泻热，调气降气、平肝潜阳、疏风止痛之功。

针刺印堂穴治疗失眠 患者平卧或端坐位，印堂穴局部常规消毒后，取0.25mm×40mm毫针，迅速将针刺入皮肤并直达骨面，然后与皮肤成15°角向下平刺入1寸左右，要紧贴骨面，然后将针身稳定，一边缓慢向单一方向捻转针柄直至无法转动，一边询问患者感觉，此时施术者手下有沉紧感，患者诉说针感十分强烈，甚至整个头部发胀。留针15~30分钟，视患者体质及忍受程度每5分钟提拉针体以维持针感，出针时将针柄向反方向轻轻捻转，针体松动后，将针拔出，迅速拿干棉球压迫以防出血。

按： 脑为元神之府，经脉有神气活动与脑有密切关系，夜不能眠，印堂穴位于督脉循行之处，针刺印堂穴可使督脉之气得以疏调，脑髓得以充足，则神安而得眠。

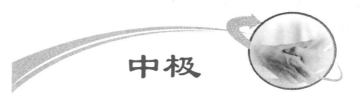

中极

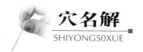

穴名解

SHIYONG50XUE

中，即中点；极，即尽头处。本穴内应胞宫、精室。胞宫、精室为人体太内之处，犹如房屋的深处、腹地，为人体至中至极之处；又因该穴在一身上下长度之中点，又在躯干尽头处，故名"中极"。

定位：仰卧位。在下腹部，前正中线上，当脐中下4寸。（图46）

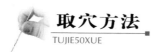

取穴方法

TUJIE50XUE

前正中线上，肚脐下4寸（约10cm）。

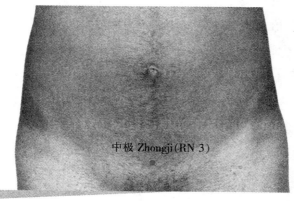

中极 Zhongji(RN 3)

图46

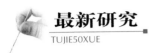
电针中极穴对良性前列腺增生症有良好的治疗作用。

良性前列腺增生症（benign prostatichyperlasia，BPH），是一种中老年男性常见的疾病，是导致前列腺癌的主要因素之一。增生的前列腺挤压尿道，导致一系列排尿障碍症状，如尿频、尿急、尿流细弱、残余尿感、排尿踟蹰、尿不尽等排尿障碍，甚至尿失禁等症。这些症状严重影响患者的生活质量，不及时治疗会导致许多严重并发症（如急性尿潴留、尿路结石、肾功能不全等），甚至会危及患者的生命。

良性前列腺增生症引起的膀胱出口梗阻，既有机械性因素，也有张力性因素。前列腺增生导致机械阻力增加，而张力性因素与膀胱颈、尿道、前列腺和前列腺包膜中的平滑肌和纤维组织张力大小直接有关。

取穴：中极穴。

针具：0.30mm×75mm 毫针，韩氏穴位神经刺激仪（型号 LH202H）。

操作：用 75% 酒精棉球常规消毒，施术者以指切进针法刺入穴位，毫针针尖与皮肤约成 75°角，针尖向会阴部进针 50~60mm，局部酸胀感，行雀啄法使针感放射至会阴即停止操作，接韩氏穴位神经刺激仪，将输出旋钮调至 0 位，再将输出电极的一端夹在中极穴处的针柄上，另一端夹在置于耳垂的无关电极上（即将盐水棉球固定于耳垂），慢慢旋动输出旋钮，选择频率 2/100Hz 的疏密波，电压 9V，刺激强度以患者能耐受为度，时间 20 分钟。

结果：针刺中极穴是治疗良性前列腺增生症的有效方法。

多中心随机对照研究结果显示：电针中极穴与口服前列康片比较，两种方法在改变良性前列腺增生症症状上，前者明显优于后者，且具有较好的安全性，针刺中极穴疗法不良事件发生率低。

针刺中极穴疗法在改善患者前列腺症状评分、生活质量、夜尿次数、尿线现状、小腹症状、最大尿流量、残余尿量和前列腺体积上有十分显著的疗效。

文献记载主治参考

TUJIE50XUE

癃闭、遗尿、月经不调、带下、痛经、崩漏、阴挺、遗精、阳痿、疝气等症。

特点总结

TUJIE50XUE

1. 中极穴为任脉上穴位，而足三阴经及任脉与人体泌尿生殖系统无论在生理上还是病理上均密切相关，故在临床上常用于治疗慢性尿路炎症、前列腺炎等病症，屡用屡验，凡有小便不利或尿道感觉异常者，均可选用该穴。

2. 另外，中极穴治疗对阳痿、遗尿、附件炎、盆腔炎、不孕等男女科疾病疗效颇佳。

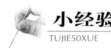

小经验

TUJIE50XUE

中极、关元交替注药治疗遗精　　谭×，男，25 岁，学生，2007 年 8 月 23 日初诊。患者于 3 个月前始有梦遗而泄精，次数日渐增多，曾服中药治疗 1 个多月，效果不显，心情沉重，夜不入眠。近 1 周来每日 1 次。症见形体瘦弱、头晕、耳鸣、腰酸、精神不振、舌质淡红、脉细数。取中极穴、关元穴交替注射维生素 B_1 注射液 0.5mL，针尖向前阴方向，隔日 1 次，6 次为 1 疗程，1 周后遗精次数明显减少。

按：梦遗多系肾阴亏耗，相火炽盛，扰动精室引起。关元是足三阴、任脉之会，能补肾元；用中极调整气化之意。本证多数属于功能性疾病，故在治疗的同时辅以心理开导，消除患者顾虑，使其正确对待疾病。

按摩中极穴治疗产后尿潴留　　取仰卧位，施术者站在患者右侧，右手中指按摩中极穴，力度由轻至重再轻，每次 15~30 分钟，也可根据患者情况适当延长按摩时间，直至患者有尿意。若 1 次按摩不奏效，可间隔 30 分钟左右再按摩。

尿潴留是产后常见的并发症之一，给产妇带来极大痛苦，如处理不及时可影响产后生殖器官的恢复，还可导致膀胱炎及肾盂肾炎等。

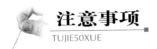
刺法：因中极穴位于小腹部，内有膀胱，故在针刺前应嘱患者排空膀胱，以免刺破膀胱。若膀胱充盈，无法排空尿液，则应采用斜刺法，可与皮肤成45°角进针，针尖朝会阴方向，进针过程中可适当调整角度，以针体紧贴耻骨联合后缘前进针为最佳。

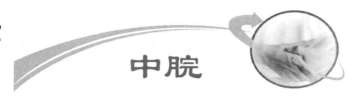

中脘

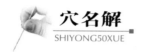

穴名解
SHIYONG50XUE

　　脘，即胃府。本穴内应胃中，即邻近胃小弯处。因穴位所在，故名"中脘"。

　　定位：仰卧位。在上腹部，前正中线上，当脐中上4寸。（图47）

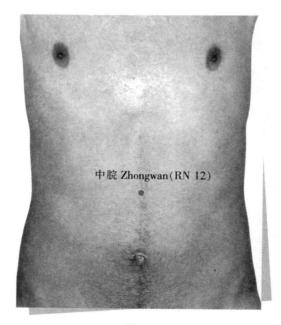

中脘 Zhongwan(RN 12)

图 47

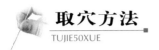
在上腹部，脐中上 4 寸（约 10cm）。

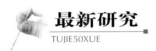

最新研究

TUJIE50XUE

针刺中脘穴治疗消化性溃疡效果良好。

消化性溃疡主要指发生在胃和十二指肠的慢性溃疡，即胃溃疡和十二指肠溃疡。是临床常见病、多发病，以上腹部近心窝处疼痛、烧灼感为主，有时可牵连胁背及腹，时感嗳气、吞酸，并有食少等症状。该病病程较长，反复发作，临床表现复杂，如不积极治疗可发生出血、穿孔或梗阻等严重并发症。

属中医"胃脘痛"等病症范畴。从古至今，针灸在治疗该病方面积累了丰富的经验，取得了确切的疗效。

取穴：中脘穴。

针具：0.30mm×40mm 毫针。

操作：用 75% 酒精棉球常规消毒，采用夹持进针法，垂直缓慢捻转进针，如针下阻力较大或患者较痛苦时不可强行进针，当患者自觉针感由胸向两胁肋、背部及下腹部放射时，即为得气。得气后，缓慢捻转，出针到皮下 30mm 时留针，每 10 分钟行针 1 次，行平补平泻手法 1 分钟，每次留针 30 分钟，每日 1 次。

不管得气与否，当患者感觉针下有动脉搏动感，应停止进针，以免损伤腹主动脉。

结果：针刺中脘穴对治疗消化性溃疡安全有效。

作用机理：针刺中脘穴可以增加胃底部血流量，减少渗出，并借此保护胃黏膜的完整性，抑制氢离子的逆向弥散，减少钠离子的净流出量，抑制胃酸分泌，从而对胃黏膜细胞具有保护作用。

文献记载主治参考
TUJIE50XUE

1. 胃痛，呕吐，吞酸，腹胀，食不化，泄泻，黄疸。
2. 咳喘多痰。
3. 头痛，癫痫，失眠。

 ## 特点总结
TUJIE50XUE

1. 中脘穴是任脉穴之一，是治疗胃脘部疾病的主要穴位，常用于治疗急慢性胃炎、各种消化性溃疡、胃下垂、胃扩张、胃痉挛、急性肠梗阻、膈肌痉挛、胆绞痛、肝炎、食物中毒等。

2. 此外，中脘穴还可配合其他穴位治疗子宫下垂，以及失眠等精神失常类疾病。

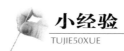 ## 小经验
TUJIE50XUE

针刺中脘穴治疗胃痉挛 温×，女，25岁。自诉上腹部剧烈疼痛3小时，疼痛剧烈，不能碰触，头出冷汗，四肢发凉，查：舌苔白厚而腻，脉沉紧。经诊断为胃痉挛，建议针灸治疗。治疗方法：令患者仰卧，中脘穴常规消毒后，取0.25mm×130mm芒针随呼吸缓慢深刺中脘穴50~60mm深，患者感到针尖下沉向下行气，施以小幅度提插泻法，患者感觉局部有酸胀感向腹周放射后即出针。此时患者胃痛已基本消失，并已经没有压痛，脉转平缓。

按： 中脘穴为特定穴中八会穴之腑会，又因其位于中腹部，故可以通治消化系统的多种疾病，可以通调气机、宽中利气。中脘穴位于胃体局部，是治疗各种胃病的重要穴位，针具直接作用于胃体，使上腹部均有针感，刺激量大时疼痛即止。

针刺中脘穴治疗呃逆 常×，男，71岁。呃逆十余日，呃声频繁，经服药等治疗无效。予针刺中脘穴，取0.25mm×130mm芒针在中脘穴轻捻缓进针，得

气后施以高频率小辐度捻转泻法 1 分钟后即出针，内关、公孙穴用 0.30mm×25mm 毫针采用提插捻转轻泻法，施术 2 分钟后留针 20 分钟。每日针刺 1 次，3 次即愈。

按： 中脘为胃之募穴，腑之会穴，有宽胸理气降逆之功效，故对于呃逆等胃气上逆的病症效果良好。

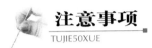

注意事项
TUJIE50XUE

刺法： 因中脘穴位于腹中部，内有胃肠等脏器，故在针刺时应注意，对于身体较瘦的患者不应针刺过深，以免伤及内脏。

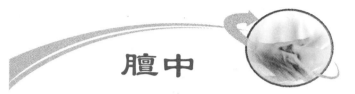

膻中

穴名解
SHIYONG50XUE

胸中两乳间名曰"膻"。穴在两乳间陷中，内应心包，故名膻中。

定位： 仰卧位。在胸部，当前正中线上，平第4肋间隙。（图48）

取穴方法
TUJIE50XUE

两乳头连线的中点。女子因乳房乳头有变异，故应以前正中线平第4肋间隙处定位为准。

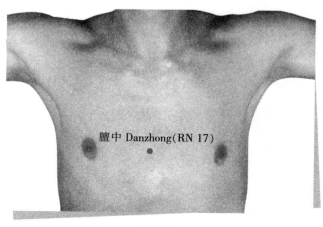

膻中 Danzhong(RN 17)

图48

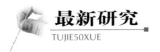

最新研究

TUJIE50XUE

电针膻中穴有治疗产后缺乳的作用。

产后缺乳是指产后乳腺分泌的乳汁量少，甚或全无，不能满足哺乳的需要。多由身体虚弱，气血生化不足；或由肝气郁结，乳汁不行所致。另外，精神紧张、劳逸失常、哺乳方法不当均可影响乳汁分泌。

取穴： 膻中穴。

针具： 0.30mm×25mm 长毫针，韩氏穴位神经刺激仪（型号 LH202H）。

操作： 用 75% 酒精棉球常规消毒，在膻中穴向下平刺进针约 20mm 左右，捻转得气后，接韩氏穴位神经刺激仪，一端接针柄，另一端握于患者右手，频率为 2/5Hz，疏密波型，强度以患者耐受为度，留针 20 分钟。每日针刺 1 次，3 日为 1 疗程。

针刺操作由专业人士来完成。

结果： 电针膻中穴治疗产后缺乳疗效良好。

其对产妇乳房的充盈度、泌乳量均有所提高，并可进一步改善新生儿体重、人工喂养次数及容量、婴儿小便次数等。其作用与中医药食的通乳汤疗效相当。而针刺膻中穴的方法，疗效确切，费用低廉，操作简单，对产妇及新生儿无任何毒副作用。

作用机理： 产妇分泌乳汁可能与丘脑-垂体-卵巢这三个主要环节所构成的生殖内分泌轴的调节有关。电针时，下丘脑产生抑泌乳素分泌的因子水平就会提高，使得血中的泌乳素含量趋于下降。

文献记载主治参考

TUJIE50XUE

1. 胸闷，气短，胸痛，心悸，咳嗽，气喘。
2. 产后缺乳，乳痈。
3. 呕吐，呃逆。

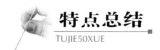

1. 膻中是任脉腧穴，临床运用膻中穴多用于心肺病变，尤宜于心肺气虚病症，如心痛、心悸、心烦，及咳嗽、气喘、呼吸困难、咳唾脓血、肺结核等呼吸系统病症。

2. 此外，膻中穴在临床上还常用于噎膈、臌胀、呃逆、呕吐涎沫等消化系统病症，以及乳腺炎、产后缺乳、肥胖、消瘦、瘿气、霍乱、转筋、尸厥、胸部疼痛、腹部疼痛、肋间神经痛等其他病症。

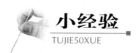

艾灸膻中穴治疗哮喘 曹×，女，21 岁，学生。哮喘 5 年余，多在夜间发病，每当气候转变或吃寒凉食物后加重，痰色白，平时恶寒。查：舌淡苔白，脉细。治疗方法：灸膻中穴，每次 5 壮，每日 1 次，经 20 次治疗后哮喘症状缓解。半年内再未发生。

> 《医学入门》：膻中主哮喘。
>
> 《针灸甲乙经》：欬逆上气，唾咳短气不得息，口不能言，膻中主之。

膻中埋线治疗急慢性支气管炎 取健康猪躯干部毛发少许，以不枯黄、不开叉者为好；从毛根部剪断，清理干净进行高温煮沸消毒，取出放入 75%酒精中浸泡 24 小时，再次高压消毒。治疗时患者取坐位，膻中穴局部消毒。将已消毒好的猪毛发从注射针头尾部穿入，从针尖穿出，剪去毛发开叉部分。用手提起膻中穴皮肤，使皮肤重叠，然后将针头刺入皮下，沿皮深入一段后穿出。拉住由针尖露出的猪毛，拔出针头，使猪毛留在膻中穴皮下，贴皮肤剪去多余部分。轻揉膻中穴局部皮肤。埋在皮下之猪毛于半年后自行吸收。埋线局部偶有不适或针刺样感，多为外留毛发过长引起，剪去留在皮肤外的猪毛即可。如有感染可加服抗生素。

按：膻中穴为人体之要穴。穴位埋线疗法与针灸有同样的疗效，具有止咳、平喘、理气通络的功效。

也可用羊肠线等可吸收线代替猪毛。

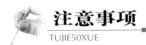

注意事项
TUJIE50XUE

刺法：针刺不要超过 10mm，一般不会发生意外。

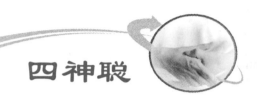

四神聪

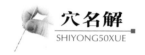
穴名解
SHIYONG50XUE

四神聪，原名神聪，可使人神志聪敏，又在百会前、后、左、右各开1寸处，共有四穴，故又名四神聪。

定位：正坐位。在头顶部，当百会前、后、左、右各1寸，共4个穴位。（图49）

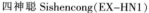

四神聪 Sishencong（EX–HN1）

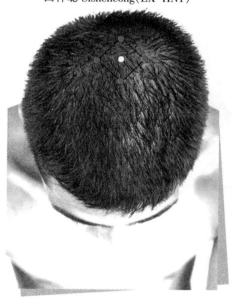

图 49

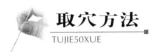
头顶正中线与两耳尖连线交点前、后、左、右各取一穴即为四神聪。

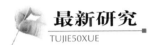

最新研究
TUJIE50XUE

电针四神聪穴对失眠有治疗作用。

失眠是指自诉睡眠的发生或（和）维持出现障碍，睡眠的质和量不能满足生理需要，加之心理的影响，致使白天产生瞌睡和一系列神经症状。失眠是最常见的临床症状之一，女性和老年人尤为多见。

中医称失眠为"不寐""不得眠""不得卧""目不瞑"，又称不眠证。失眠以七情内伤为主要病因，其涉及的脏腑不外心、脾、肝、胆、肾，其病机总属营卫失和，阴阳失调为病之本，或阴虚不能纳阳，或阳盛不得入阴。正如《灵枢·大惑论》所云："卫气不得入于阴，常留于阳。留于阳则阳气满，阳气满则阳跷盛；不得入于阴则阴气虚，故目不瞑矣。"

中医常见失眠分型：

（1）心肾不交型可见：失眠，头晕，耳鸣，遗精，腰酸，舌质红，脉细数等症。

（2）心脾两虚型可见：失眠，心悸，健忘，头晕目眩，易出汗，脉细弱等症。

（3）心虚胆怯型可见：失眠，心悸多梦，善惊多恐，舌质淡，脉弦细等症。

（4）肝阳上扰型可见：失眠，性情急躁晚易怒，头晕，头痛，胁肋胀痛等症。

（5）脾胃不和型可见：失眠，脘闷噫气，嗳腐吞酸，苔厚腻，脉滑等症。

长期失眠会影响脑功能特别是前额叶的功能，如注意力、言语能力、计划能力下降，也会严重影响记忆功能和情绪。

取穴：四神聪穴。

针具：0.30mm×40mm 毫针，韩氏穴位神经刺激仪（型号 LH202H）。

操作：令患者取仰卧位或坐位，选定四神聪穴，用75%酒精棉球常规消毒。施术者立于患者头前，拇、食指持毫针，以15°夹角、针尖指向百会穴，沿头皮与颅骨骨膜间快速进针，平刺 10mm 左右，施平补平泻法，得气后持续捻针 5 分钟，中等刺激强度，接韩氏穴位神经刺激仪，将电针正、负极接在前神聪和后神聪的毫针针柄上，选用连续波，频率 50Hz，强度以患者耐受为度，留针 25 分钟。每日 1 次，7 日为 1 疗程，连续治疗 3 个疗程。

结果：针刺四神聪穴对于失眠患者疗效显著。

针刺四神聪穴可以使失眠患者的睡眠模式接近于正常人的生理睡眠模式，其中，心肾不交型患者的治疗效果明显优于心脾两虚型、心虚胆怯型、肝阳上扰型以及脾胃不和型。除睡眠明显改善外，患者记忆力、食欲、精力均得到了相应改善。

作用机理：四神聪穴虽为奇穴，但居于头顶百会四周，可调动太阳、督脉之经气血上荣脑髓，使阳得以潜藏入阴。针刺四神聪穴能引阳入阴，使昼夜阴阳运转得以正常，同时该穴位于脑府，脑为元神之府，针刺之还起到壮阳气、益精髓、补脑养心神的作用，可以改善大脑功能的失调状态，达到神安则眠的目的。

文献记载主治参考
TUJIE50XUE

头痛，眩晕，失眠，健忘，癫痫证等。

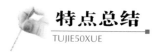

特点总结
TUJIE50XUE

四神聪穴是经外奇穴，是治疗各种神志疾病的常用穴位，如临床常用于治疗头痛、头晕、失眠、记忆力减退，以及神志错乱等症。

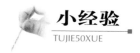

小经验
TUJIE50XUE

针刺四神聪治疗急性腰扭伤 王×，男，48 岁。2007 年 2 月 23 日初诊。主诉：腰部剧痛 3 天。患者 3 天前搬重物时不慎扭伤腰部，疼痛剧烈难忍，不能弯腰。曾在别院做推拿、内服止痛药等无效，遂于第 3 天来本科求治。查：神志清，表情痛苦，命门穴压痛明显，前俯、后仰、侧弯均受限，咳嗽疼痛加重。证属：瘀血阻滞。治以活血、通络、止痛。治疗方法：选 0.25mm×50mm 毫针，穴取后神聪透前神聪，行强刺激手法 2 分钟，并嘱患者活动腰部。3 分钟后，患者腰痛明显减轻，留针 30 分钟后，腰部疼痛基本消失，前屈后伸基本正常。针刺 2 次即恢复正常。

按：《素问》："督脉、挟脊抵腰中"，"其病实则脊强反折"。本例患者因用力不当，扭伤腰部，伤及督脉之经，致督脉之经充血瘀阻而剧痛。治法遵实则泻之之法，故取督脉经上的前后神聪穴，行强刺激手法以活血、通络，则腰痛自愈。

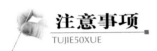

注意事项
TUJIE50XUE

刺法：因该穴位于头顶，下为头骨，所以在针刺时不宜直刺，应以平刺为主。升阳举陷可用灸法。

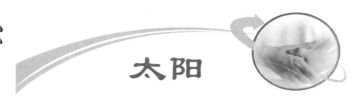

太阳

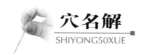

穴名解
SHIYONG50XUE

太，有高、大、极、最之意；阳，阴阳之阳。位于头颞部稍微凹陷之处，俗称太阳穴，穴在太阳穴上，故名"太阳"。

定位： 正坐或侧伏位。在颞部，当眉梢与目外眦之间，向后约 1 横指的凹陷处。（图 50）

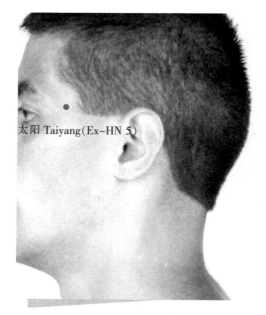

太阳 Taiyang(Ex-HN 5)

图 50

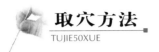

取穴方法

TUJIE50XUE

在眉梢和眼角之间向外 1 寸的地方稍向下凹陷处。

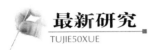

最新研究

TUJIE50XUE

电针太阳穴对椎－基底动脉不足所致的眩晕有治疗作用。

眩晕是对自身平衡觉和空间位像觉的自我感知错误，感受自身或外界物体的运动性幻觉，如旋转、升降和倾斜等。椎－基底动脉供血不足（vertebrobasilar insufficiency，VBI）是最常见的缺血性脑血管病之一，临床主要表现为眩晕，可伴有吞咽、言语不清、共济失调、面部麻木、眼肌麻痹、复视、视力视野障碍、肢体麻木瘫痪等症状。其发病机制复杂多样，包括有血管因素，如椎动脉弯曲或扭曲、椎动脉解剖变异、椎动脉管壁结构的变化、血管痉挛、血流动力学改变等，以及椎动脉周围结构的因素，如颈椎不稳、颈横突孔狭小等，以及头部旋转运动和颈椎外伤等。

取穴： 双侧太阳穴。

针具： 0.30mm×25mm 毫针，韩氏穴位神经刺激仪（型号 LH202H）。

操作： 患者取平卧位，针刺双侧太阳穴，用 75% 酒精棉球常规消毒，进针后均采用平补平泻手法，待患者出现重胀针感后停止。双侧太阳穴加电针，选用频率 80Hz，间歇波，电流量以患者能耐受为度。每日针灸 1 次，每周治疗 5 次，共治疗 2 周。

结果： 电针太阳穴治疗椎－基底动脉供血不足引起的眩晕有较好的疗效。

多中心随机对照研究试验还表明：电针太阳穴还可以降低升高的血管流速，对于治疗前低下的平均血流速度影响不明显。

作用机理： 针刺太阳穴能疏通督脉、足太阳经气，改善微循环，调节交感神经功能，改善受阻血管，提高脑部供血，从而达到治疗目的。

另一项临床研究显示，电针太阳穴可以治疗肝阳上亢型偏头痛。

偏头痛是血管性头痛的一种，是神经－血管功能障碍所致的疾病，是一种反复发作的搏动性头痛，属众多头痛中的常见类型。可能与遗传、饮食、内分泌紊乱及紧张、饥饿、睡眠不足等因素有关。常见的临床表现有：反复发作的偏侧或双侧头痛，伴有恶心、呕吐及羞明，在安静、黑暗环境内或睡眠后头痛缓解。在头痛发生前或发作时可伴有神经、精神功能障碍。

偏头痛是一种可逐步恶化的疾病，发病频率通常越来越高。据研究显示，偏头痛患者比平常人更容易发生大脑局部损伤，进而引发中风。其偏头痛的次数越多，大脑受损伤的区域会越大。

中医认为，偏头痛属"偏头风"范畴。头为诸阳之会，清阳之府，又为髓海所居之处，五脏之精血、六腑之阳气皆上奉上头，故凡经络脏腑之病变皆可发生头痛。如风邪外袭，上干于头；肝肾阴虚，风阳上扰；或七情内伤，肝郁化火；或气血虚弱，络脉失养；或痰浊瘀血，阻滞经脉，皆可致阴阳失调，气血逆乱，充塞脑络，而发偏侧头痛。

肝阳上亢型偏头痛表现为头痛而胀、心烦易怒、目赤、口苦，还可见面红、口干，舌红，苔黄，脉弦或弦数等症。

取穴：双侧太阳穴。

针具：0.30mm×40mm毫针，韩氏穴位神经刺激仪（型号LH202H）。

操作：用75%酒精棉球常规消毒，太阳穴直刺进针25mm，小幅度（上下幅度5~7mm）、小角度（前后捻转角度15°~30°）、较快频率（100~150次/分）的提插捻转，得气后，接韩氏穴位神经刺激仪，选择频率为2/100Hz，脉冲疏密波，强度以能引起明显肌肉收缩且患者能忍受为度，留针30分钟，并在留针期间每隔10分钟适当增加刺激强度，以消除耐受。每日1次，5日为1疗程，治疗4疗程，疗程间间隔2天。

结果：电针太阳穴对于治疗肝阳上亢型偏头痛有明显的即时镇痛作用。

多中心随机对照试验研究结果表明，在电针太阳穴20分钟后头痛开始缓解，其作用可持续6个小时，与口服匹米诺定（去痛片）、麦角胺咖啡因、安定、西比林等西药比较，电针太阳穴可使头痛缓解持续时间更长。

作用机理：偏头痛发作早期先有颅内血管痉挛收缩，局部血流量改变，并引起相应神经缺失症状，继而颅外动脉反应性扩张，动脉张力降低，导致充血高灌注，产生头痛。故针刺太阳穴可激发经气，疏通经络，平肝潜阳，改善血管舒缩状态，从而缓解头痛等症状。

文献记载主治参考
TUJIE50XUE

1. 头痛，眩晕，面痛，中风后遗症。

2. 目赤肿痛，迎风流泪，视物不清，咽喉肿痛，梅核气，鼻衄，鼻渊，耳聋耳鸣，牙齿疼痛等五官疾病。

3. 癫狂痫，瘛症，小儿惊风等。

特点总结
TUJIE50XUE

1. 太阳穴是经外奇穴，有降低颅内压，改善脑细胞活性、脑部缺氧和血管渗透性等各方面的作用，是临床治疗血管性头痛、三叉神经痛、面神经麻痹、假球麻痹症、脑炎后遗症等疾病的常用穴。

2. 太阳穴还可用于治疗各种五官疾病，如急慢性结膜炎、麦粒肿、电光性眼炎、青光眼、视神经炎、视神经萎缩、过敏性鼻炎、咽部神经官能症、急性扁桃体炎、内耳眩晕症等。

3. 太阳穴还可作为配穴用于治疗精神分裂症（狂躁型）、小儿惊风等神志疾病。

小经验
TUJIE50XUE

太阳穴刺血加拔罐治疗麦粒肿　李×，男，28岁，工人。左眼红肿疼痛已3天，疼痛难忍，眼睛不能睁开。查：左眼上、下睑内散在3处麦粒肿，红肿较重且与鼻梁平高，下睑肿处已有脓头，舌淡红，苔薄黄，脉弦滑。治疗方法：左侧太阳穴三棱针点刺放血，血止加拔火罐，5分钟后起罐，消毒针眼（因酒精有刺激性，故用新洁尔灭棉球）。3天后复诊眼区红肿消退，疼痛减轻。

继续点刺太阳穴出血而痊愈。

针刺太阳穴治疗牙痛 胡×，女，32岁，2008年2月14日就诊。主诉：左上齿痛2天，疼痛难以忍受，曾服用去痛片未能起效。现来我科寻求针灸治疗。治疗方法：取左侧太阳穴，用0.30mm×75mm毫针以45°角向下斜刺，进针50mm左右，患者感觉左上颌有强烈的酸胀感，持续捻转行针约10分钟，齿痛减轻，留针30分钟，其间每隔5分钟捻转1次，疼痛停止出针。

按揉太阳穴保健 每天用双手中指按太阳穴转圈揉动，顺时针揉8圈，再逆时针揉8圈，反复做几次。这样不仅能加快局部血液循环与新陈代谢，健脑提神，养目护目，消除疲劳，而且对偏头痛、暴发火眼等有较好的疗效。每天清晨醒后及临睡前按揉效果尤佳。

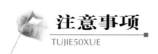

注意事项
TUJIE50XUE

刺法：因太阳穴处血管比较丰富，浅层有颞动、静脉，深层有上颌动、静脉等，针刺时容易出血或引起血肿，因此，在用三棱针点刺放血时可对准浅层静脉血管刺入，使血流出而避免聚在皮下。

若用毫针刺法时，则尽量避开血管进针，针刺时应避免反复提插捣针，以免引起深部出血造成血肿。浅部出血或血肿虽无大碍，但也应尽量避免，起针时可用棉球按压片刻，以减少出血。

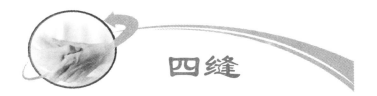

四缝

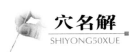
　　四，基数词；缝，缝隙之意。穴在手尺侧四指掌面，第1指间关节横纹的中点，每只手四个穴，故名"四缝"。

　　定位：仰掌伸指。在第2~5指掌侧，近端指关节的中央，一侧四穴。（图51）

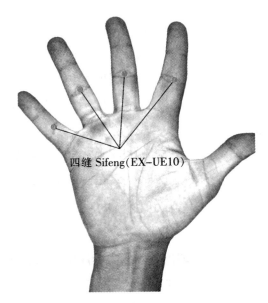

四缝 Sifeng(EX–UE10)

图 51

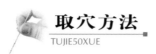

取穴方法
TUJIE50XUE

掌心向上,五指张开,在第 2~5 指掌面,近掌端指横纹中点。

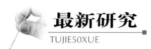

最新研究
TUJIE50XUE

针刺四缝穴治疗小儿疳积疗效确切。

小儿疳证是儿科的常见病和多发病,临床以形体消瘦、面黄发枯、饮食异常、生长迟缓为特征。

中医学认为小儿疳证是由喂养不当或由多种疾病影响,导致脾胃功能受损,气液耗伤而形成的慢性病。中医将疳积分为疳气、疳积和干疳三类,相当于西医的营养不良和多种维生素缺乏症,以及由此而引起的并发症。

针刺四缝穴在小儿疳证治疗中沿用已久,已成为一种普遍认可的疗法。

取穴：双手四缝穴。

针具：0.40mm×15mm 毫针或三棱针。

操作：用 75%酒精棉球常规消毒,点刺后挤出黄白色液体或少许血液,然后用消毒干棉球按压针孔,每周 1 次,共治疗 4 次。

结果：针刺四缝穴能明显改善疳证患儿的临床症状。

多中心随机对照研究结果显示,针刺四缝穴和口服益气健脾口服液虽均能改善患儿的食欲,但针刺四缝穴在治疗 1 周后时即明显优于药物组,并且随着时间的推移效果更加明显。

作用机理：针刺四缝穴可以通过提高血清胰岛素样生长因子 IGF-Ⅰ水平,达到促生长的作用,通过增加机体对营养物质的吸收,促进了血红蛋白和红细胞的生成,达到补益气血、改善症状的目的。

另一项临床研究显示,点刺四缝穴治疗小儿畏食症有良好效果。

小儿畏食症是指宿食积滞引起的食欲减退,临床以畏食、面黄、大便干结或便溏为特征,病程迁延可发展成为疳证。临床见小儿较长时间的食欲减退或没有食欲、厌进食物、消瘦。引起畏食的主要原因是饮食不节、乳食无度、喂养不当、营养失调、饮食习惯不良，以及其他疾病如长期吐泻或慢性腹泻、痢疾、肝炎、习惯性便秘等。

由于畏食症的长期不愈，造成血气化生不足，机体营养失调，机体免疫力降低，可导致各种疾病的发生，严重影响儿童的生长发育。

取穴： 每次治疗取单侧四缝穴，两手交替使用。

针具： 三棱针。

操作： 患儿由家长抱坐于膝上，并握住患儿手腕以固定。施术者一手握住患儿手指，一手用75%酒精棉球常规消毒四缝穴，用消毒干棉球在四缝穴周围来回按揉30秒，以使局部充血变红。按揉完毕，以消毒三棱针对准四缝穴快速点刺，深约3mm，出针后，从患儿手指远端向近端对穴处附近稍加挤压，流出少量白色透明黏液或血液。点刺完毕后，用消毒干棉球擦干，并按压1分钟。每10日1次，共治疗3次，30日为1疗程。

结果： 针刺四缝穴对小儿畏食症症状有明显改善作用。

针刺四缝穴能显著改善患儿的食欲和食量，显著增加患儿的腹部皮下脂肪，使患儿在精神反应、睡眠情况、腹痛、大便、汗出、头发光泽度、面色等方面均得到不同程度的改善。

作用机理： 针刺四缝穴可引起血浆胃动素显著持续释放，对消化道运动、分泌及消化吸收功能均具有重要的调整作用，能够有效地改善胃肠运动功能失调，对治疗小儿畏食症有确切的疗效。

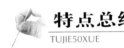

文献记载主治参考

TUJIE50XUE

1. 小儿疳积，小儿厌食、畏食，食积，呕吐。
2. 发热，咳嗽，百日咳，疟疾。
3. 小儿蛲虫病，急惊风，汗症。

特点总结

TUJIE50XUE

1. 四缝穴是经外奇穴，是治疗小儿疳积最常用也是效果最好的穴位，也可治疗厌食症、畏食症、消化不良、呕吐等其他消化系统疾病。

2. 四缝穴还可用于治疗急性支气管炎、咳嗽、类风湿、月经不调、小儿皮肤炎、生长发育迟缓、失眠、神经衰弱、梦游症、哭夜症等疾病。

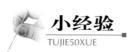

小经验
TUJIE50XUE

刺血四缝治疗盗汗 韩×，女，52 岁，2008 年 3 月 11 日求诊。平时饮食过于肥腻，睡觉时汗出，以头部为多，已有 3 月。近日来，遵医嘱补充维生素 D_3 和钙制剂后，仍汗出如故。1 周来盗汗更甚，夜间头发如同水洗，汗渍色黄，口臭，渴不欲饮，面赤唇红，大便干硬，小便短黄，舌红苔腻，脉滑数。采用点刺四缝穴合耳尖放血数滴，并嘱饮食清淡。次日再针时，自诉午睡时头汗已经明显减少，摸之微潮，面赤唇红也已减轻。共针 3 次，不再盗汗，大小便亦正常。

按：本例为脾胃湿热蕴积，热迫津液外泄之盗汗。头为诸阳之会，故头部汗出较多。点刺四缝穴清热泻脾，而耳尖在耳穴中由肝经所主，配合运用后能增强清热止汗作用。

点刺四缝治疗高热 赵×，女，32 岁，曾因劳动后出汗脱去衣服而着凉，突发高热，寒战不止，给予青霉素、地塞米松等药静脉滴注，在治疗过程中又突然发生呼吸急迫、四肢冰凉、两目上视等急症，体温 39.8℃，血压 120/85mmHg，立即终止输液，给予可拉明 0.375g、洛贝林 3mg 肌注，症状缓解平息，但高热不退，给予三棱针点刺四缝穴挤出大量黄白色透明黏液，20 分钟后体温降至 36.5℃，其他症状均好转。

按：四缝穴点刺可以清泻脾经郁热，有清热凉血的作用，故可以治疗高热不退。

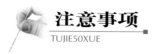

注意事项
TUJIE50XUE

刺法：在针刺前应严格消毒，以免感染。直刺 2~4mm，挤出少量黄白色透明黏液或出血即可。

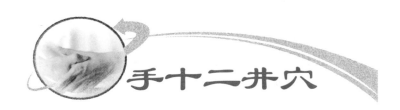

手十二井穴

少 商

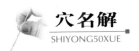

穴名解
SHIYONG50XUE

少，有小、微小、末端之意；商，为五音之一，肺音属商，肺属金，金在音为商，于时为秋。本穴为手太阴之末，交传手阳明之初，出阴经而入阳经。秋之气令，虽属肃杀，但其为初令，尚含生意，又为脉气始发之处，喻水土之小流，故名为"少商"。

定位：伸拇指，在手拇指末桡侧，距指甲角0.1 寸。（图 52）

取穴方法
TUJIE50XUE

在大拇指桡侧端，指甲根外 0.1 寸处取穴。

掌心向前，靠近身体的一侧为尺侧，在外的一侧为桡侧，可以用"里尺外桡"来帮助记忆。

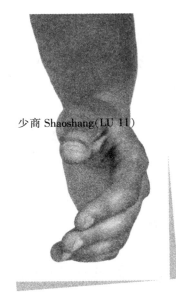

少商 Shaoshang(LU 11)

图 52

文献记载主治参考
TUJIE50XUE

1. 咳嗽，鼻出血，咽喉肿痛，扁桃体炎，腮腺炎，感冒发烧，支气管炎，肺炎，咳血；

2. 急救，休克，昏迷，癫狂，精神分裂症，抑郁症，失眠；

3. 食道狭窄，黄疸；

4. 齿龈出血，舌下肿瘤，口颊炎；

5. 发热，失声，脑出血，盗汗，小儿惊风，指肿麻木，手指挛痛。

商 阳

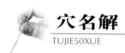

穴名解
TUJIE50XUE

商，五音之一，发金音。本穴属手阳明大肠经，大肠与肺相合，行于阳分，肺属金，金音商，穴属金名阳，又借少商商金之气，由阴侧转入阳侧，故名"商阳"。

定位：在手食指末节桡侧，距指甲角0.1寸。（图53）

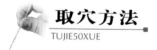

取穴方法
TUJIE50XUE

在食指靠近拇指一侧，距指甲根0.1寸处。

文献记载主治参考
TUJIE50XUE

1. 中风昏迷，休克。

2. 肺气肿、咳嗽、气喘等。

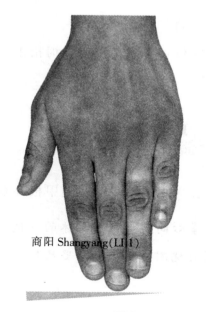

商阳 Shangyang(LI 1)

图 53

3. 咽喉肿痛，牙痛，耳聋，视物不清。

4. 小儿惊风，手指麻木。

少　冲

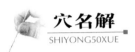

穴名解
SHIYONG50XUE

少，即小，又指手少阴；冲，通行而直进也，幼也，和也，冲气以为和也，即通达，冲要。穴属手少阴经井穴，心脉冲出之处，又为手少阴、手太阳阴阳二经经气交接之要冲，经气由阴转阳，化阴沉之气为阳春之和，故名"少冲"。

定位：小指末节桡侧，距指甲角 0.1 寸处。（图 54）

取穴方法
TUJIE50XUE

在小指靠近无名指一侧，距指甲根 0.1 寸处取穴。

文献记载主治参考
TUJIE50XUE

1. 头痛，精神分裂症，昏迷，休克。

2. 心悸，心慌，心绞痛。

3. 高热，胸胁痛，手指肿痛。

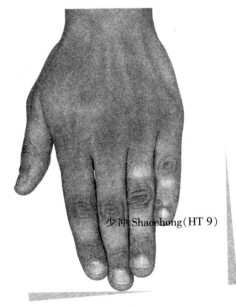

少冲 Shaochong (HT 9)

图 54

少　泽

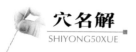
　　少，即小；泽，润之意。手太阳小肠经承少阴君火之气，火气为阳，犹天日之热，照澈下土，冲和之气，蒸蒸而生，化为膏雨甘霖，泽及万物；又本穴为手少阳小肠经的井穴，小肠之脉主液，穴具有润泽身体的功能，位置在小指，井穴脉气始出而微小，故名"少泽"。

　　定位：在小指尺侧指甲根部，距指甲角约 0.1 寸。 （图 55）

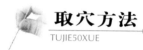
取穴方法
TUJIE50XUE

　　微握拳，掌心向下，伸小指，在小指尺侧，距指甲角 0.1 寸处取穴。

文献记载主治参考
TUJIE50XUE

　　1. 急救，头痛，精神分裂症，脑血管病，中风（脑卒中）昏迷。

　　2. 扁桃体炎，咽炎，鼻衄，结膜炎，白内障。

　　3. 乳腺炎，乳汁分泌不足。

　　4. 热证，前臂神经痛。

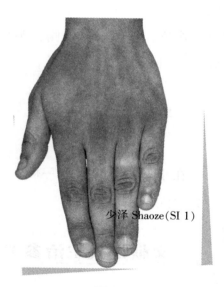
少泽 Shaoze(SI 1)

图 55

中　冲

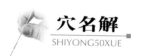
穴名解
SHIYONG50XUE

　　中，即中央；冲，即冲动，搏动。本穴位于中指尖端，心脉从中指直冲而出，且按中指尖端，指下有搏动感，故名"中冲"。

定位：手中指末节尖端之中央取穴。（图56）

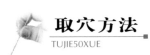

取穴方法
TUJIE50XUE

仰掌，在手中指尖端的中央取穴。

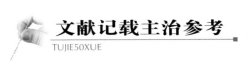

文献记载主治参考
TUJIE50XUE

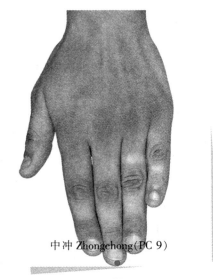

中冲 Zhongchong(PC 9)

图56

1. 急救，昏迷，休克，脑出血，中暑，抑郁症，精神狂躁症，小儿惊风。
2. 高血压，心绞痛，心肌炎。
3. 小儿消化不良，舌炎，结膜炎等。

关　冲

穴名解
SHIYONG50XUE

关，即隘口，出入要道；冲，含动、通之意。本穴为手少阳经井穴，少冲为三阳及少阴表面之枢纽，经气由此而出同时在少冲、中冲之间，故名"关冲"。

定位：在手无名指末节尺侧，距指甲根角0.1寸处。（图57）

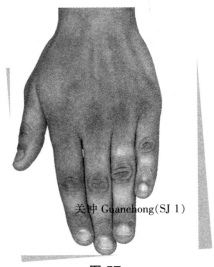

关冲 Guanchong(SJ 1)

图57

取穴方法
TUJIE50XUE

俯掌，沿无名指尺侧（靠近小指的一

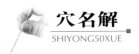

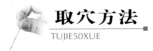

侧），距指甲根 0.1 寸处取穴。

文献记载主治参考
TUJIE50XUE

1. 头面部疾病：头痛，喉炎，结膜炎，角膜白斑等症。
2. 其他疾病：脑血管病，热病，小儿消化不良等。

最新研究
TUJIE50XUE

手十二井穴刺络放血对中风初起意识障碍患者具有良好的醒神作用。

脑中风是一组以脑部缺血及出血性损伤症状为主要临床表现的疾病，又称脑卒中或血管意外，具有极高的病死率和致残率，主要分为出血性脑中风（脑出血或蛛网膜下腔出血）和缺血性脑中风（脑梗死、脑血栓形成）两大类，以脑梗最为常见。脑中风发病急，病死率高，是世界上最重要的致死性疾病之一。

手脚麻痹、语言障碍、视力障碍等是脑中风的先兆，要尽早发现、尽早治疗，因此，简便有效的急救措施具有重要临床意义。

取穴： 双侧少商、商阳、中冲、关冲、少冲、少泽穴。

针具： 三棱针。

操作： 用 75% 酒精棉球常规消毒，予手十二井穴刺络放血：以三棱针刺井穴放血，先左手后右手，次序为少商、商阳、中冲、关冲、少冲、少泽，出血量以每穴 1 滴为度。同时进行常规西医急救治疗。

急救措施：

①检查生命体征情况，如呼吸和心跳已经停止，要马上做心、肺复苏术。

②若患者意识清楚，可嘱患者仰卧，头部略向后，以开通气道，不需垫枕头，并盖上棉毯以保暖。

③若患者失去意识，应维持昏睡体位，以保持气道通畅，不要垫枕头。

④寒冷会引起血管收缩，所以要保持室温暖和，并注意室内空气流通。有

大小便失禁者，应脱去患者裤子，垫上卫生纸等。

结果：手十二井穴刺络放血法对中等程度意识障碍患者具有较好的醒神作用。

刺络对于病程在 12 小时以内意识障碍影响最大，早期治疗具有重要意义。

作用机理：从生理学角度来看，手指在大脑皮层体感区的投射区域面积很大，因此刺激指尖对大脑皮层影响很大。手十二井穴刺络放血对脑血流动力学有调整作用，可使颅内血流减慢者加快、加快者减慢，能够引起局部脑组织发生生化改变，改变血管外周阻力，故能对意识障碍的患者起到急救的作用。

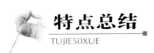

特点总结

1. 手十二井穴是最常用、最有效的急救穴位，常用于治疗昏迷、休克、精神狂躁症、抑郁症等疾患。

2. 手十二井穴还常用于五官疾病，如结膜炎、扁桃体炎、咽喉肿痛、牙痛、耳聋等症。

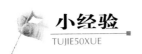

小经验

针刺手十二井穴配合谷、太冲治疗急惊风　车×，男，3 岁。其母亲代诉：发烧抽搐 2 日。因感冒发烧，当晚连续抽搐 3 次，来本院仍发烧抽搐，抽搐时，角弓反张，两目上视，口噤不开，四肢痉挛，不醒人事，抽搐后神志尚清，饮食如常。2 日未解大便，体温 38.4℃，脉象浮数。辨证为里热外感，热盛动风之急惊风。治拟疏风清热，熄风镇惊。首先点刺手十二井穴出血，以泻法配刺合谷、太冲（见本书相关篇章）等穴。依上法针刺治疗 2 次，烧退抽止，大便已解而愈。3 个月后，告知无复发。

按：本病为心火、肝风邪气有余的实证，"诸风掉眩，皆属于肝"，其抽搐多与肝有关，心主惊，惊惕、悸动不安又多心火太甚，也可引动肝风。首先点刺手十二井穴出血，用以退热镇痉安神，配合谷、太冲以加强其退热醒神的作用。

注意事项
TUJIE50XUE

刺法：向腕平刺 2~4mm，局部胀痛。

三棱针点刺出血，推血至指端捏紧，迅速刺入并挤出 5~10 滴血。

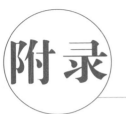

附录 Appendix

《中华人民共和国针灸穴典》专项研究简介

2003 年，国家中医药管理局设立《中华人民共和国针灸穴典》研究专项，其目的之一是编纂出台一部国家标准的《针灸穴典》，二是针对腧穴功能主治进行临床示范性研究，探索针灸临床研究新思路。

该项研究历时 4 年，包括 59 项子课题，有来自全国 19 个省、自治区及直辖市的 618 名针灸医师及相关人员参加，并于 134 家医院开展。《中华人民共和国针灸穴典》主要选择临床常用的有效单穴，按照循证医学、临床流行病学的研究方法，设计严格的多中心随机对照试验，针对针灸临床研究中存在的问题而展开大范围的系列单穴主治研究。

此次研究探索了单穴主治的科学临床研究方法，为今后腧穴效应的特异性、规律性等研究打下了坚实的基础。

以下为参与《中华人民共和国针灸穴典》专项研究的主要人员及各分课题负责人（以姓氏笔划为序）：

负责人	单位
马文珠	北京中医药大学
马惠芳	北京中医药大学
方剑乔	浙江中医学院
王　兵	上海中医药大学
王　顺	黑龙江省中医研究院
王　锐	山东中医药大学附属医院
王宏才	中国中医科学院针灸所
王艳君	河北省中医院

王燕平	北京中医药大学
邓良月	中国中医科学院针灸所
东贵荣	黑龙江中医药大学
甘君学	南京中医药大学
刘伍立	湖南中医学院
刘存志	天津中医药大学
刘志顺	中国中医研究院广安门医院
刘家瑛	中国中医研究院
刘继明	山东省立医院
刘清国	北京中医药大学
刘慧荣	上海市中医药研究院针灸所
朱　江	北京中医药大学
何金森	上海中医药大学
吴中朝	中国中医科学院针灸所
吴焕林	广州中医药大学二附院
吴富东	山东中医药大学
吴耀持	上海市第六人民医院
宋春华	黑龙江中医药大学
张　捷	北京中医医院
张　维	中国中医科学院广安门医院
张　越	吉林省肿瘤医院
张唐法	武汉市中西医结合医院
张智龙	天津市中医院
张璞璘	河南中医学院医院
李　妍	天津中医学院第一附院
杨　骏	安徽中医学院依附属针灸医院
杨兆钢	天津中医学院第一附院
杨佃会	山东中医药大学
杨运宽	成都中医药大学
肖　蕾	解放军第 464 医院
邵　萍	上海市中医医院

陈邦国	湖北中医学院
陈宝英	北京妇产医院
陈跃来	上海中医药大学岳阳医院
周建伟	四川省中医药研究院针灸所
林亚平	湖南中医学院
林国华	广州中医药大学
宣丽华	浙江省中医院
胡　玲	安徽中医学院
赵　红	天津中医学院第一附属医院
赵　宏	中国中医科学院广安门医院
赵文海	长春中医学院
赵吉平	北京中医药大学
赵百孝	北京中医药大学
骆晓敏	长安大学医院
唐　强	黑龙江中医药大学
贾春生	河北医科大学
郭　义	天津中医学院
郭长青	北京中医药大学
高淑宏	天津中医学院第一附院
梁繁荣	成都中医药大学
黄龙祥	中国中医科学院针灸所
黄建军	北京中医药大学
傅立新	天津中医学院第一附院
程　凯	北京中医药大学
谢秸萍	北京中医药大学

常用人体标准穴位表

经络	穴名	取穴方法	主治	按摩手法
手太阴肺经	中府	锁骨下1寸，前正中线旁开6寸处	支气管炎、肺炎、哮喘、肺结核	一指禅推、按、揉、摩
	云门	锁骨下缘，前正中线旁开6寸处	咳嗽、哮喘、胸痛、胸闷、肩背痛	
	侠白	肱骨前外侧天府穴直下1寸处	咳嗽、气促、胸痛、上臂内侧痛	
	尺泽	肘横纹中央稍偏桡侧，肱二头肌腱之桡侧	咳嗽、哮喘、咯血、咽喉肿痛、肘臂肿痛	按、揉、拿
	孔最	前臂桡侧，腕横纹上7寸	咳嗽、哮喘、咯血、扁桃体炎、肘臂痛不能伸屈	按、揉、拿
	列缺	桡骨茎突上方，腕横纹上1.5寸，即两手虎口交叉，示指尖下所指筋骨凹陷处	头痛、颈项强痛、咳嗽、哮喘、面神经麻痹	一指禅推、按、揉
	经渠	桡骨茎突内侧缘，腕横纹（太渊穴）直上1寸处	咳嗽、哮喘、胸痛、咽喉肿痛、手腕痛	
	太渊	腕横纹之桡侧凹陷处	哮喘、咳嗽、咯血、咽喉肿痛、发热	
	鱼际	第1掌骨掌侧中点赤白肉际	哮喘、咳嗽、咯血、咽喉肿痛、发热	按、揉、掐
	少商	拇指桡侧距指甲角0.1寸许	咳嗽、咽喉肿痛	掐
手阳明大肠经	合谷	拇、示两指张开，以另一手拇指关节横纹放在虎口边缘上，拇指尖到达之处；亦即第1、2掌骨结合部与虎口边缘连线之中点	头痛、牙痛、鼻炎、咽喉肿痛、耳聋、眼病、面神经麻痹、外感发热、上肢关节痛、偏瘫、滞产、神经衰弱	拿、按、揉
	阳溪	腕背横纹桡侧端凹陷处，即当拇指上翘时，拇长、短伸肌健之间凹陷中	头痛、眼痛、耳聋、耳鸣、牙痛、手腕痛、小儿消化不良	按、揉、掐、拿 按、揉、拿
	温溜	屈肘，在前臂背面桡侧，当阳溪与曲池的连线上，腕横纹上5寸	腹痛、呃逆、喉舌痛、头痛	一指禅推、按、掐、拿
	曲池	屈肘成90°，肘横纹桡侧头稍外方	上肢关节痛、麻痹、偏瘫、肩背痛、咽喉肿痛、发热、高血压、甲状腺肿大、荨麻疹	拿、按、揉
	肩髃	臂外展平举，左肩关节上出现两个凹陷，本穴就在前面的凹陷中；或垂肩时锁骨肩峰端直下	肩臂痛、上肢关节痛、偏瘫、麻痹	一指禅推、按、揉
	迎香	鼻翼外缘中点旁开0.5寸，鼻唇沟中	鼻塞、鼻炎、副鼻窦炎、面神经麻痹	掐、按、揉、一指禅
	商阳	示指桡侧距指甲角0.1寸许	耳聋、牙痛、咽喉肿痛、肩背痛、手指麻木、发热、哮喘	
	二间	示指掌指关节桡侧前凹陷处，握拳取穴	鼻衄、牙痛、咽喉肿痛、肩背痛、面神经麻痹、发热	
	三间	示指桡侧第2掌骨小头后方凹陷处，握拳取穴	眼痛、下牙痛、三叉神经痛、咽喉肿痛、手指及手背红肿	
	偏历	阳溪穴上3寸；或两手虎口交叉，中指尖到达处之桡骨外侧凹陷处	扁桃体炎、面神经麻痹、前臂神经痛、鼻衄、水肿	
	手三里	曲池穴下2寸	肩臂痛、上肢麻痹、腹痛、腹泻	
	肘髎	屈肘，在曲池穴斜向上外1寸，近肱骨边缘处	肘臂痛、拘挛、麻木	
	臂臑	上臂外侧，三角肌止点稍前处；或在三角肌止点上；或在三角肌止点稍后处	臂痛、偏瘫、眼病	
	巨骨	锁骨肩峰端与肩胛冈之间凹陷处	肩臂痛、不得屈伸、吐血、颈淋巴结结核	
	天鼎	在颈侧部扶突穴下1寸，当胸锁乳突肌后缘	咽喉肿痛、扁桃体炎、颈淋巴结结核	
	扶突	喉结旁开3寸，胸锁乳突肌的胸骨头与锁骨头之间	咳嗽、痰多、咽喉肿痛、臂痛	
足阳明胃经	四白	眼平视，瞳孔直下1寸稍内，当眶下孔部位	面神经麻痹、三叉神经痛、眼病	按、揉、一指禅
	地仓	口角外侧旁开0.4寸处	流涎、面神经麻痹	一指禅推、按、揉
	大迎	下颌角凹陷处，颊车穴前0.5寸，闭口鼓腮，当下颌骨边缘出现沟形处	牙关紧闭、颊肿、牙痛、面神经麻痹	掐、按
	颊车	下颌角前上方约1横指，咀嚼时肌肉隆起处	牙痛、腮腺炎、面神经麻痹	一指禅推、按、揉

经 络	穴 名	取穴方法	主 治	按摩手法
足阳明胃经	下关	下颌小头前方，颧弓后下缘凹陷处，闭口取之	牙痛、三叉神经痛、耳聋、耳痛、下颌关节炎、面神经瘫痪	一指禅推、按、揉
	头维	前发际额角处，神庭穴旁开4.5寸	偏头痛、目眩、眼痛、迎风流泪	抹、按、揉、扫散法
	人迎	喉结旁开，当胸锁乳突肌前缘，动脉搏动处	高血压、哮喘、咽喉肿痛、发音困难、偏瘫	拿、缠
	水突	胸锁乳突肌前缘，人迎穴与气舍穴连线之中点	咽喉肿痛、哮喘	拿、缠
	缺盆	锁骨上凹之中点，约与乳头相对	咽喉肿痛、哮喘、胸膜炎、肋间神经痛	按、弹拨
	天枢	脐中旁开2寸	急、慢性肠炎、痢疾、便秘、肠麻痹	揉、摩、一指禅推
	髀关	伏兔穴直上6寸，与会阴穴水平线之交点；或与阴茎根平齐的大腿前正中处	下肢麻痹、瘫痪、腹股沟淋巴腺炎、腰痛	按、拿、弹拨、搽
	伏兔	髌骨外上缘直上6寸处	下肢瘫痪或麻痹、膝关节炎、荨麻疹	搽、按、揉
	梁丘	髌骨外上缘上2寸凹陷处	胃痛、腹泻、乳腺炎、膝关节痛	搽、按、点、拿
	犊鼻	屈膝、髌骨下，髌韧带外侧凹陷中(即外膝眼)	膝关节炎	点、按
	足三里	外膝下3寸，胫骨外侧约1横指处	胃炎、溃疡病、腹泻、腹胀、便秘、消化不良、高血压、偏瘫、瘫痪、神经衰弱	按、点、一指禅推
	上巨虚	足三里穴下3寸	腹痛、腹胀、腹泻、偏瘫	拿、搽、按、揉
	下巨虚	上巨虚穴下3寸，犊鼻穴下9寸	急、慢性肠炎、下肢瘫痪、肋间神经痛	拿、搽、按、揉
	丰隆	外踝上8寸，外膝眼与外踝尖连线的中点，胫骨前缘外开2横指处，胫、腓骨之间	咳嗽、痰多、偏瘫、咽喉肿痛、精神病	一指禅推、按、揉
	解溪	踝关节前横纹中央，两筋之间，与外踝尖平齐	踝关节痛、足下垂、头痛	按、拿、掐、点
	冲阳	足背最高处，当𧿹长伸肌腱与趾长伸肌腱之间	口眼歪斜、面肿、上齿痛、胃痛、足缓不收、狂痫	按、拿、掐、点
	承泣	眼平视，瞳孔直下，下眼眶边缘上	急性及慢性结膜炎、迎风流泪、近视、远视、散光、视神经炎、视网膜炎、视神经萎缩、白内障	
	巨髎	眼平视，瞳孔直下与鼻翼下缘水平线交点处	面神经麻痹、鼻衄、牙痛、唇颊肿痛	
	气舍	人迎穴直下，与锁骨上缘相交处	咽喉肿痛、哮喘、项强	
	气户	锁骨下缘，璇玑穴旁开4寸	哮喘、支气管炎、胸背痛、呃逆、呼吸困难	
	库房	第1肋间，华盖穴旁开4寸	支气管炎、胸胁胀痛	
	膺窗	第3肋间，玉堂穴旁开4寸	咳嗽、哮喘、胸胁痛、肠鸣腹泻、乳腺炎	
	乳中	乳头中央，相当锁骨中线第4肋间下方	产后子宫收缩慢、产后出血	
	乳根	乳头直下，乳房下沟凹陷处，相当第5肋间	乳汁不足、乳腺炎、胸胁痛	
	梁门	脐上4寸，中脘穴旁开2寸	溃疡病、急性及慢性胃炎、胃神经官能症	
	太乙	脐上2寸，下脘穴旁开2寸	胃痛、肠疝、遗尿、精神病	
	大巨	脐下2寸，石门穴旁开2寸	膀胱炎、腹痛、痢疾、遗精、疝气	
	水道	脐下3寸，关元穴旁开2寸	肾炎、膀胱炎、尿潴留、睾丸炎、痛经、不孕	
	归来	脐下4寸，中极穴旁开2寸	睾丸炎、子宫内膜炎、附件炎、月经不调、子宫脱垂	
	条口	上巨虚穴下2寸，犊鼻穴下8寸	膝关节炎、下肢瘫痪	
	陷谷	第2、3距骨结合部前方凹陷处	颜面浮肿、水肿、肠鸣腹痛、足背肿痛	
	内庭	足背第2、3趾缝间，趾蹼缘后0.5寸处	胃痛、头痛、牙痛、扁桃体炎、痢疾	
	厉兑	第2趾甲外侧，距甲角0.1寸许	面部肿痛瘫痪、鼻衄、牙痛、扁桃体炎、消化不良、神经衰弱	

经络	穴名	取穴方法	主治	按摩手法
足太阴脾经	太白	足内侧，第1跖骨小头的后下方赤白肉际	胃痛、腹胀、痢疾、便秘、吐泻	掐、按、揉
	公孙	足内侧，第1跖骨基底之前下凹陷处赤白肉际	胃痛、消化不良、呕吐、腹泻、痛经	掐、按、揉
	三阴交	内踝尖上3寸，胫骨后缘	月经不调、痛经、白带多、崩漏、遗精、阳痿、早泄、盆腔炎、睾丸炎、遗尿、尿频、尿闭、腹痛、腹泻、消化不良、偏瘫、神经衰弱	按、点、拿
	地机	阴陵泉下3寸，胫骨后缘	腰痛、腹胀、痛经、月经过多、遗精	拿、按、揉
	阴陵泉	屈膝，胫骨内髁下缘凹陷处，与胫骨粗隆平齐	腹痛、水肿、小便不利、遗尿、遗精、月经不调、痢疾	点、拿、按、一指禅推
	血海	正坐屈膝，髌骨内上缘上2寸，当股内侧肌内侧缘	月经不调、功能性子宫出血、荨麻疹	拿、按、点
	大横	脐中旁开4寸	腹胀、便秘、肠麻痹、腹泻、下腹痛、肠寄生虫病	一指禅推、摩、揉、拿
	隐白	足大趾内侧，距趾甲角0.1寸许	腹胀、崩漏、多梦、惊风、精神病	
	大都	足大趾内侧，第1跖趾关节前下方赤白肉际	腹胀、腹痛、高热无汗	
	商丘	内踝前下方凹陷处，相当舟骨粗隆与内踝尖连线之中点	胃炎、肠炎、消化不良、足踝部疼痛	
	箕门	髌骨内上缘，直上8寸处	月经不调、荨麻疹、子宫出血等	
手少阴心经	极泉	腋窝正中，腋动脉内侧	胁肋疼痛、心痛、肘臂疼痛	拿、弹拨
	少海	屈肘，肘横纹尺侧端与肱骨内上髁之间	肋间神经痛、尺神经痛	拿、弹拨
	通里	神门穴上1寸	癔病性失语、心痛、腕臂痛、神经衰弱	掐、按、揉、拿
	阴郄	神门穴上0.5寸	神经衰弱、心痛、心悸、盗汗、肺结核	掐、按、揉、拿
	神门	仰掌，腕横纹尺侧端稍上方凹陷处	多梦、失眠、心慌、心跳、癔病	拿、按、揉
	少府	握拳小指与环指的指尖之间所对的掌心，在4、5掌骨之间	心悸、胸痛、阴痒、小便不利、遗尿、掌中热	
	少冲	小指桡侧，距甲角0.1寸许	心悸、胸痛、中风昏迷	
手太阳小肠经	少泽	小指尺侧距甲角0.1寸许	头痛、眼痛、乳腺炎、乳汁不足	掐
	后溪	半握拳，第5掌骨小头后掌横纹头	肩背痛、头顶痛、聋哑、肋间神经痛、腰痛	掐
	养老	在前臂背面尺侧，当小骨小头近端桡侧凹陷中	目视不明、肩臂腰痛	掐、按、揉
	支正	腕背横纹尺侧端上5寸，阳谷穴与小海穴的连线上	项强、肘、臂、手指痛，精神病	拿、按、揉
	小海	肘内侧，当尺骨鹰嘴肱骨内上髁之间凹陷处	牙痛、颈项痛、上肢酸痛	拿
	肩贞	垂臂合腋，在腋后皱襞尽头上1寸	肩胛痛、手臂不能高举、耳鸣、耳聋	拿、按、揉、擦
	天宗	肩胛冈下窝的中央，约与膈俞、肩贞穴成三角形	肩臂痛、肘臂痛	一指禅推、擦、按、揉
	秉风	肩胛冈上窝的中央，天宗穴直上，举臂时成凹陷处	肩胛疼痛、上肢疼麻	一指禅推、按、揉、
	肩外俞	第1胸椎棘突下旁开3寸	肩胛痛	一指禅推、擦、按、揉
	肩中俞	大椎穴旁开2寸处	肩背痛、落枕、支气管炎、哮喘	一指禅推、擦、按、揉
	阳谷	腕背横纹尺侧端凹陷处	臂外侧痛、颈颌肿痛、手腕痛、精神病、热病、耳聋、耳鸣	
	臑俞	肩贞穴直上，肩胛骨肩峰突起之后下缘凹陷处	肩臂疼痛无力	
	曲垣	肩胛冈上窝的内侧端，臑俞穴与第2胸椎棘突连线之中点	肩胛拘挛、疼痛	

经 络	穴 名	取穴方法	主 治	按摩手法
手太阳小肠经	天窗	喉结旁开3.5寸,胸锁乳突肌后缘扶突穴后0.5寸	耳聋、耳鸣、咽喉肿痛、颈项强痛	
	听宫	耳屏中点前缘与下颌关节之间凹陷处,微张口取之	耳聋、耳鸣、中耳炎、外耳道炎、幻听	
	腕骨	手背尺侧,第5掌骨与钩骨豌豆骨之间凹陷处	腕、肘及指关节炎、头痛	
足太阳膀胱经	睛明	眼内眦内0.1寸许	急、慢性结膜炎、迎风流泪、近视、远视、散光、视神经炎、视网膜炎、视神经萎缩、白内障	一指禅推、按
	攒竹	眉头内侧凹陷处	头痛、流泪、目赤肿痛、视物不清、角膜白斑	一指禅推、按、揉
	天柱	哑门穴旁开1.3寸,入后发际0.5寸凹陷处	后头痛、颈项强痛、咽喉痛、神经衰弱、癔病	一指禅推、按、拿
	大杼	第1胸椎棘突下旁开1.5寸处	支气管炎、肺炎、胸膜炎、落枕、肩背痛、骨结核、关节炎、肢体麻木	一指禅推、㨰、按、揉
	风门	第2胸椎棘突下旁开1.5寸处	感冒、支气管炎、荨麻疹	一指禅推、㨰、按、揉
	肺俞	第3胸椎棘突下旁开1.5寸处	支气管炎、肺炎、肺结核、感冒	一指禅推、㨰、按、揉
	厥阴俞	第4胸椎棘突下旁开1.5寸处	神经衰弱、胸闷、胸痛、心包炎、呃逆	一指禅、㨰、按、揉、弹拨
	心俞	第5胸椎棘突下旁开1.5寸处	心律不齐、心慌心跳、神经衰弱、心绞痛、癔病	一指禅推、㨰、按、揉、弹拨
	督俞	第6胸椎棘突下旁开1.5寸处	心内膜炎、肠鸣腹痛、呃逆	
	膈俞	第7胸椎棘突下旁开1.5寸处	慢性出血性疾病、贫血、呃逆、神经性呕吐、荨麻疹	一指禅推、㨰、按、揉
	肝俞	第9胸椎棘突下旁开1.5寸处	肝病、胃病、眼病、神经衰弱、肋间神经痛	一指禅、㨰、按、揉、弹拨
	胆俞	第10胸椎棘突下旁开1.5寸处	胆囊炎、肝炎	一指禅推、点、按、揉
	脾俞	第11胸椎棘突下旁开1.5寸处	胃炎、溃疡病、肝炎、肠炎、消化不良、浮肿、荨麻疹、慢性出血性疾病、肢体乏力	一指禅推、点、按、揉、㨰、弹拨
	胃俞	第12胸椎棘突下旁开1.5寸处	胃炎、溃疡病、肝炎、肠炎、消化不良、胃下垂	一指禅、点、按、揉、㨰、弹拨
	三焦俞	第1腰椎棘突下旁开1.5寸处	胃痛、消化不良、肠炎、肾炎、神经衰弱、腰痛、遗尿	一指禅推、按、揉、㨰
	肾俞	第2腰椎棘突下旁开1.5寸处	腰痛、遗精、遗尿、阳痿、月经不调、慢性盆腔炎、肾炎、神经衰弱	一指禅推、按、揉、㨰
	气海俞	第3腰椎棘突下旁开1.5寸处	腰痛、痛经、痔疮	一指禅推、按、揉
	大肠俞	第4腰椎棘突下旁开1.5寸处	肠炎、痢疾、便秘、腰痛	一指禅、按、揉、㨰、弹拨
	关元俞	第5腰椎棘突下旁开1.5寸处	腰痛、肠炎、膀胱炎、附件炎、遗尿、消渴	一指禅推、按、揉、㨰
	秩边	臀部,平第4骶后孔,骶正中嵴旁开3寸	腰臀痛、下肢痿痹、小便不利、便秘	㨰、拿、弹拨、按
	殷门	承扶穴与委中穴连线中点上1.5寸处	腰背痛、坐骨神经痛、下肢麻痹、瘫痪	点、压、拍、㨰、按
	委阳	屈膝,窝横纹外端两筋间	腓肠肌痉挛、腰背痛	拿、按
	承山	用力伸足,在小腿后面正中出现"人"字的凹陷处;如"人"字不显,可从委中穴与昆仑穴连线的中点取之	腓肠肌痉挛、腰背痛、腿痛、瘫痪、脱肛、痔疮	㨰、拿
	飞扬	外踝后昆仑穴上7寸	目眩、腰腿痛、肾炎、膀胱炎、小腿无力	拿、按、㨰
	跗阳	小腿后面,外踝上,昆仑穴直上3寸	头痛、腰背痛、腿软无力	拿、弹拨
	昆仑	外踝尖与跟腱连线中点	脚跟痛、下肢瘫痪、坐骨神经痛、腰背痛、头项强痛	按、拿、点

经络	穴名	取穴方法	主治	按摩手法
足太阳膀胱经	申脉	外踝下缘0.5寸凹陷处	踝关节痛、腰腿痛、下肢无力、头痛、眩晕、梅尼埃病、癫痫	掐、点、按
	金门	足外侧部，当外踝前缘直下，骰骨下缘处	癫痫、腰痛、外踝痛、下肢痹痛	掐、点、按
	京骨	足外侧，第5跖骨粗隆下方，赤白肉际处	癫痫、头痛、项强、腰腿痛、膝痛脚挛	拿、掐
	承光	五处穴后1.5寸	头痛、眩晕、角膜白斑、感冒	
	曲差	神庭穴旁开1.5寸，入前发际0.5寸	前头痛、目眩、鼻塞、鼻衄	
	通天	承光穴后1.5寸	头顶痛、副鼻窦炎、鼻炎	
	玉枕	络却穴后4寸，脑户穴旁开1.3寸处	眩晕、头顶痛、近视	
	小肠俞	平第1骶骨孔，后正中线旁开1.5寸处，相当于髂后上棘内缘与骶骨间凹陷处	坐骨神经痛、腰痛、遗精、遗尿、肠炎、便秘、盆腔炎	
	膀胱俞	平第2骶骨孔，后正中线旁开1.5寸处	膀胱炎、腰骶痛、坐骨神经痛、腹泻、便秘、糖尿病	
	白环俞	平第4骶骨孔，后正中线旁开1.5寸处	坐骨神经痛、腰骶痛、子宫内膜炎	
	上髎	第1骶后孔中	睾丸炎、附件炎、月经不调、小便不利等泌尿生殖系疾病、下腰痛、坐骨神经痛、痔疮、神经衰弱	
	次髎	第2骶后孔中	睾丸炎、附件炎、月经不调、小便不利等泌尿生殖系疾病、下腰痛、坐骨神经痛、痔疮、神经衰弱	
	中髎	第3骶后孔中	睾丸炎、附件炎、月经不调、小便不利等泌尿生殖系疾病、下腰痛、坐骨神经痛、痔疮、神经衰弱	
	下髎	第4骶后孔中	睾丸炎、附件炎、月经不调、小便不利等泌尿生殖系疾病、下腰痛、坐骨神经痛、痔疮、神经衰弱	
	会阳	尾骨下端距正中线旁开约0.5寸处	经期腰痛、白带过多、阳痿、腹泻、痔疮	
	承扶	臀下横纹中央	腰背痛、坐骨神经痛、痔疮、便秘、尿闭	
	委中	腘横纹中央	腰背痛、腿痛、坐骨神经痛、半身不遂	擦、拿、按、揉、一指禅
	魄户	第3胸椎棘突下旁开3寸处	支气管炎、哮喘、胸膜炎、呕吐、肩胛痛、肺结核	
	膏肓	第4胸椎棘突下旁开3寸处	肺结核、胸膜炎、支气管炎、神经衰弱，久病体虚	
	神堂	第5胸椎棘突下旁开3寸处	心脏病、支气管炎、哮喘、肩背痛	
	譩譆	第6胸椎棘突下旁开3寸处	心包炎、肋间神经痛、呃逆、呕吐、眩晕、哮喘	
	膈关	第7胸椎棘突下旁开3寸处	肋间神经痛、呕吐、呃逆、项背强痛	
	魂门	第9胸椎棘突下旁开3寸处	肝痛、胸膜炎、心内膜炎、胃痛、消化不良	
	胃仓	第12椎棘突下旁开3寸处	胃痛、呕吐、腹胀、便秘、脊背痛	
	志室	第2腰椎棘突下旁开3寸处	遗精、阳痿、小便不利、水肿、腰脊强痛	
	胞肓	第2骶椎棘突下旁开3寸处	肠炎、腹胀、腰背痛、尿潴留	
	秩边	第4骶椎棘突下旁开3寸处	膀胱炎、痔疮、下腹痛、坐骨神经痛、下肢瘫痪、下肢麻木	
	合阳	委中穴直下2寸，在委中穴与承山穴连线上	腰腿痛、下肢麻痹	
	束骨	第5跖骨小头后外侧的凹陷处	头痛、项强、目眩、腰腿痛、癫痫	
	至阴	足小趾外侧距甲角0.1寸许	胎位不正、难产	

经络	穴名	取穴方法	主治	按摩手法
足少阴肾经	涌泉	足底(不包括足趾)前、中1/3交界处,当第2、3趾跖关节后方,蜷足时呈凹陷处	头顶痛、小儿抽搐、昏迷、中暑、脑出血、癔病、癫痫	擦、按、拿
	太溪	内踝尖与跟腱连线的中点	肾炎、膀胱炎、遗尿、月经不调、下肢瘫痪	一指禅推、拿、按、揉
	大钟	足内侧,内踝后下方,当跟腱附着处内侧前方凹陷	腰脊强痛、足跟痛、气喘、咳血	一指禅推、按、揉
	水泉	太溪穴直下1寸,跟骨结节内侧前上部凹陷处	月经不调、子宫脱垂、小便不利、近视	按、揉、点
	照海	内踝尖直下1寸处	月经不调、子宫脱垂、扁桃体炎、神经衰弱、癫痫	按
	交信	内踝尖上2寸,胫骨内侧缘内方	月经不调、崩漏、泄泻、便秘、睾丸肿痛	按、揉
	筑宾	太溪穴直上5寸,胫骨内侧缘后约2寸	腓肠肌痉挛、癫痫、精神病	点、按、揉、拿
	然谷	足内踝前下方,舟状骨前下凹陷处	膀胱炎、月经不调、糖尿病、咽喉肿痛	
	复溜	太溪穴直上2寸	肾炎、睾丸炎、盗汗、腹泻、腰痛	
	阴谷	正坐屈膝,腘横纹内侧端,两筋间取之	膝痛、下腹胀痛、生殖系疾患	
	横骨	脐下曲骨穴旁开0.5寸	小便不利、疝痛、遗尿、遗精、阳痿	
	大赫	横骨穴上1寸,中极穴旁开0.5寸	阴部痛、遗精、白带过多	
	肓俞	脐中旁开5分	黄疸、胃痛、疝痛、便秘、痛经	
	神封	膻中穴旁开2寸,第4肋间处	肋间神经痛、胸膜炎、支气管炎、乳腺炎	
	神藏	紫宫穴旁开2寸,第2肋间处	咳喘、呕吐、肋间神经痛	
手厥阴心包经	曲泽	在肘横纹上,肱二头肌腱尺侧缘	心悸、心痛、肘臂痛、手颤	拿、按、揉
	郄门	腕横纹正中直上5寸,两筋之间	心动过速、心绞痛、胸膜炎、乳腺炎、神经衰弱	拿、按、揉
	内关	腕横纹正中直上2寸,两筋之间	胸肋痛、胃痛、心慌、心跳、呃逆、恶心、呕吐、哮喘、咽喉肿痛、癔病、癫痫	一指禅推、按、揉、拿
	大陵	腕关节掌侧第1横纹正中,两筋之间	心肌炎、肋间神经痛、扁桃体炎、精神病	按、揉、弹拨
	劳宫	屈指握掌,中指与环指尖之间所对的掌心中(在第3、4掌骨之间);或握拳,中指尖对掌心处(在第2、3掌骨之间)	胁痛、中风昏迷、中暑、小儿惊风、精神病、癔病	按、揉、拿
	天池	乳头外1寸,第4肋间处	胸胁痛、腋下肿痛	
	间使	内关穴上1寸,两筋之间	心慌、心跳、胃痛、呕吐、热病、疟疾、癫痫、臂痛	
	中冲	中指尖中央,距指甲约0.1寸许	心绞痛、头痛、休克、耳鸣	
手少阳三焦经	中渚	半握拳,手背第4、5掌骨间,液门穴后1寸许	聋哑耳鸣、肩背痛	点、按、揉、一指禅推
	阳池	腕背横纹中央稍偏尺侧凹陷处,指总伸肌腱尺侧	手腕痛、肩背痛、疟疾	一指禅推、按、揉
	外关	腕背横纹正中上2寸,两骨之间	上肢关节痛、麻痹、偏瘫、腮腺炎、耳聋、耳鸣、落枕	一指禅推、擦、按、揉
	会宗	前臂背侧,当腕背横纹上3寸,支沟穴侧,尺骨的桡侧缘	耳聋、痫证、臂痛	擦、按、揉
	肩髎	肩峰的后下际,上臂外展平举,肩髃穴后约1寸的凹陷处	肩痛、臂痛不能举	一指禅推、按、擦、拿
	液门	第4、5指缝间,指蹼缘后0.5寸许	头痛、结膜炎、耳聋、咽喉肿痛、手臂痛、疟疾	
	支沟	外关穴上1寸	肩臂酸痛、便秘	
	天井	尺骨鹰嘴上方,屈肘时呈凹陷处	偏头痛、胸臂痛、颈肩痛、瘰疬	
	臑会	在肩髎穴与尺骨鹰嘴连线上,当三角肌止点后缘处	肩臂痛	
	天髎	肩峰突起与大椎穴连线之中点,肩井穴后约1寸	肩臂痛、臂痛不能举、肩胛痛、颈项部疼痛	
	翳风	乳突前下方凹陷处,与耳垂平齐,张口取之	耳聋、耳鸣、面神经麻痹	

经络	穴名	取穴方法	主治	按摩手法
手少阳三焦经	角孙	耳廓向前折，耳尖正上方入发际处	面部红肿、角膜云翳、牙痛	
	耳门	听宫穴上方，与耳屏上切迹相平，张口取之	耳聋、耳鸣、面神经麻痹	
	丝竹空	眉梢外侧端凹陷处	偏头痛、眼病、面神经麻痹	
	瘛脉	耳后、乳突中央，翳风穴与角孙穴沿耳轮线的中、下1/3交界处	耳聋、耳鸣、头痛	
足少阳胆经	风池	颈后枕骨下，与乳突下缘相平，大筋外侧凹陷处	头痛、眼病、鼻炎、感冒、中风、偏瘫、耳聋、耳鸣	按、拿、一指禅推
	肩井	大椎穴与肩峰连线之中点，肩部高处取之	肩背痛、落枕、举臂困难、乳腺炎、甲状腺功能亢进、功能性子宫出血	拿、擦、一指禅推、按、揉
	居髎	维道穴后下方3寸，屈髋时股横纹尽处；或髂前上棘与大转子最高点连线中点凹陷处	腰腿痛、下腹痛、睾丸炎、子宫内膜炎、膀胱炎	擦、点、压、按
	环跳	股骨大转子的后方，并足直立时出现的凹陷处	腰腿痛、坐骨神经痛、下肢麻痹、瘫痪	擦、点、压、按
	风市	直立，两手自然下垂贴于大腿外侧，中指尖所到之处	下肢关节痛、下肢麻痹、瘫痪、坐骨神经痛	擦、点、压、按
	阳陵泉	屈膝，小腿外侧，腓骨小头前下缘凹陷处	膝关节痛、坐骨神经痛、偏瘫、胸胁痛、胆囊炎	拿、点、按、揉
	外丘	小腿外侧，当外踝尖上7寸，腓骨前缘，平阳交穴	胸胁支满、腹痛瘿癖、癫疾呕沫、近视、夜盲、视神经萎缩、偏头痛、小腿外侧痛、乳腺炎、产后乳汁少	擦、按、揉
	光明	外踝尖直上5寸，腓骨后缘	近视、夜盲、视神经萎缩、偏头痛、小腿外侧痛、乳腺炎、产后乳汁少	擦、按、揉
	悬钟（绝骨）	外踝尖直上3寸，腓骨后缘；或外踝尖直上3寸，腓骨前缘	膝及踝关节痛、胁痛、落枕、半身不遂	拿、按
	丘墟	外踝前下方凹陷处	腋窝淋巴结炎、胸胁痛、胆囊炎、坐骨神经痛、疟疾	按、点、拿
	足临泣	第4、5跖骨结合部的前方凹陷处	结膜炎、胸胁痛、乳腺炎、颈淋巴结核	掐、点、按
	瞳子髎	眼外眦角外侧约0.5寸	屈光不正、角膜白斑、角膜炎、视神经萎缩	
	听会	听宫穴下方，与耳屏切迹相平，张口取之	耳聋、耳鸣、中耳炎、牙痛、面神经麻痹、下颌关节炎	
	上关	颧弓上缘，下关穴直上方	面神经麻痹、耳鸣、耳聋、牙痛	
	悬颅	颔厌穴与曲鬓穴连线之中、上1/3交界处	偏头痛、神经衰弱、牙痛	
	率谷	耳尖直上入发际1.5寸，咀嚼时有牵动处	偏头痛	
	窍阴	浮白穴与完骨穴连线中点	目痛、头顶痛	
	完骨	乳突后下方凹陷处，俯首取之	耳鸣、牙痛、颊肿、面神经麻痹	
	颔厌	头维穴下1寸，咀嚼有微动处	偏头痛、目眩、耳鸣、鼻炎、面神经麻痹	
	阳白	眼平视，眉毛中央直上1寸，直对瞳孔	前额头痛、眼病、面神经麻痹	
	头临泣	眼平视，瞳孔直上入发际0.5寸	鼻塞、眼病、中风惊痫	
	日月	期门穴直下1肋，即第7肋间；或在第9肋软骨附着处下0.5寸	胃痛、肝炎、胆囊炎、呃逆	
	京门	第12肋游离端	肾炎、肋间神经痛	
	地五会	第4、5跖骨骨缝间，足临泣穴前0.5寸处	耳鸣、胁痛、乳腺炎、足趾挛痛、月经不调	
	侠溪	第4、5趾缝间，趾蹼后缘0.5寸处	耳聋、头痛、眩晕、胸胁痛、肋间神经痛、月经不调	
	足窍阴	第4趾外侧，距甲角约0.1寸许	胸膜炎、哮喘、头痛、咽喉炎	
足厥阴肝经	太冲	足背第1、2趾缝间上1.5寸处，即第1、2跖骨结合部之前凹陷处	头顶痛、目眩、高血压、崩漏、闭经、乳腺炎	拿、按、揉
	蠡沟	小腿内侧，当足内踝尖上5寸，胫骨内侧面的中央	小便不利、月经不调、足趾挛痛	擦、拿、按、揉
	中都	内踝上7寸，胫骨内侧面中点或胫骨后缘处	腹痛、泄泻、疝气、崩漏、恶露不尽	擦、拿、按、揉

经络	穴名	取穴方法	主治	按摩手法
足厥阴肝经	章门	侧卧，第11浮肋端稍下处	呕吐、腹胀、腹泻、肝炎、胸胁痛	摩、揉、按
	期门	乳头直下，第6肋间	胸膜炎、肋间神经痛、肝炎、消化不良	摩、揉、按
	大敦	足大趾外侧，距甲角0.1寸许	子宫脱垂、疝痛、崩漏、遗精	
	行间	足大趾、次趾趾缝间，距跖蹼缘后约0.5寸处	头痛、目眩、头顶痛、青光眼、月经过多、小儿惊风、肋间神经痛、盗汗	
	中封	内踝下缘前1寸，肌腱内侧，踝关节背屈时呈凹陷处	下腹痛、尿闭、疝痛、遗精、阴茎痛	
	曲泉	股内侧窝横纹端，股骨内踝之后，半膜肌停止部的前缘	子宫脱垂、阴部瘙痒、小便不利、遗精、膝痛、大腿内侧痛	
任脉	关元	前正中线脐下3寸	腹痛、腹泻、痢疾、月经不调、痛经、白带多、盆腔炎、阳痿、遗精、遗尿、尿闭、尿频、尿痛、蛔虫症	一指禅推、摩、揉、按
	石门	前正中线脐下2寸	腹胀、水肿、小便不利、崩漏、闭经、白带多	一指禅推、摩、揉、按
	气海	前正中线脐下1.5寸	腹痛、腹痛、崩漏、月经不调、遗尿、遗精、神经衰弱	一指禅推、摩、揉、按
	中脘	前正中线脐下4寸	胃炎、溃疡病、腹胀、呕吐、腹泻、便秘、消化不良、高血压、神经衰弱、精神病	一指禅推、摩、揉、按
	鸠尾	剑突下，相当脐上7寸	心痛、胃痛、呕吐、呃逆、癫痫、精神病	按、揉
	膻中	前正中线平第4肋间（两乳头连线的正中点）	咳嗽、哮喘、胸闷、胸痛、乳腺炎、乳汁不足、肋间神经痛	一指禅推、摩、揉、按
	天突	胸骨上缘凹陷处	哮喘、气管炎、咽炎、甲状腺肿大、呕吐	按、压、一指禅推
	会阴	男子为阴囊根部与肛门中间，女子为大阴唇后联合与肛门的中间	痔疮、阴道炎、阴茎痛、闭经、遗精、子宫脱垂、溺水窒息	
	中极	前正中线脐下4寸	泌尿生殖系疾患（同关元穴）	
	水分	前正中线脐上1寸	小便不利、水肿、腹泻	
	下脘	前正中线脐上2寸	胃痛、消化不良、胃下垂、肠炎	
	上脘	前正中线脐上5寸	胃炎、溃疡病、呕吐、腹胀、呃逆	
	巨阙	前正中线脐上6寸	心慌、心跳、胃痛、呕吐	
	中庭	前正中线平第5肋间，相当膻中穴下1.6寸	咳嗽、哮喘、小儿吐奶、呕吐	
	玉堂	前正中线膻中穴上1.6寸，平第3肋间	支气管炎、哮喘、胸膜炎、呕吐	
	华盖	前正中线，胸骨柄与胸骨体结合处	咽喉炎、喘咳、胸痛	
	璇玑	前正中线，天突穴下1寸	胸痛、喘咳、咽喉肿痛	
	廉泉	喉结上方凹陷处	支气管炎、咽喉炎、哮喘、舌炎、流涎、中风后语言不清	
	承浆	面部，当颏唇沟之中央凹陷处	面神经麻痹、牙关紧闭、牙痛、流涎、头项强痛	按、揉、掐
督脉	长强	尾骨尖直下0.5寸处	痔疮、脱肛、腰背痛	按、揉、点
	命门	第2腰椎棘突下	腰痛、遗尿、阳痿、遗精、白带多、子宫内膜炎、附件炎、头痛、耳鸣	擦、一指禅、按、揉、擦、扳
	身柱	第3胸椎棘突下	支气管炎、肺炎、胸痛、背痛、精神痛、小儿惊痫	擦、一指禅推、扳、按
	大椎	第7颈椎棘突下	热病、外感、疟疾、项强、背痛、支气管炎、哮喘、瘫痪、癫痫、精神病	一指禅推、擦、按、揉
	风府	后发际正中上1寸，相当枕骨粗隆直下凹陷处	感冒、头痛、项强痛、精神病、中风不语	点、按、揉、一指禅推
	百会	后发际正中上7寸，相当头顶正中线与两耳尖连线之交点处	头痛、头晕、脱肛、子宫脱垂、中风不语、精神病	按、揉、一指禅推
	腰俞	骶骨与尾骨连接处，在椎管裂孔中	腰骶疼痛、月经不调、痔疮、脱肛、下肢麻痹、瘫痪	擦、一指禅推、按、揉、擦、扳

经 络	穴 名	取穴方法	主 治	按摩手法
督 脉	阳关	第4腰椎棘突下	腰骶疼痛、下肢瘫痪、月经不调、遗精、阳痿、肠炎、腹泻	
	悬枢	第1腰椎棘突下	腰背痛、消化不良、肠炎、腹泻	
	筋缩	第9胸椎棘突下	腰背痛、胃痛、神经衰弱、癫痫、瘛病	
	至阳	第7胸椎棘突下	肝炎、胆囊炎、胃痛、肋间神经痛、腰背痛	
	灵台	第6胸椎棘突下	哮喘、支气管炎、腰背痛、胃痛	
	神道	第5胸椎棘突下	神经衰弱、背痛、咳嗽、肋间神经痛、疟疾、小儿惊风	
	陶道	第1胸椎棘突下	疟疾、头痛、项背强痛、癫痫、精神病	
	哑门	第1、2颈椎棘突间,入后发际0.5寸处	脑性瘫痪、头痛、癫痫、聋哑、精神病	
	强间	脑户穴直上1.5寸	头痛、项强、目眩、呕吐	
	后顶	强间穴直上1.5寸	头痛、项强、目眩、呕吐	
	前顶	百会穴前1.5寸	头顶痛、眩晕、颜面红肿、小儿惊风	
	囟会	百会穴前3寸	头痛、眼病、鼻塞、鼻衄、小儿惊风	
	上星	前发际正中上1寸	头痛、眼病、鼻炎、鼻衄	
	神庭	前发际正中上5寸	前头痛、眩晕、鼻炎、癫痫、惊悸、失眠	
	素髎	鼻之尖端	鼻炎、鼻衄、鼻疖酒渣鼻、休克	
	人中(水沟)	人中沟中,上1/3交界处	休克、虚脱、中暑、昏迷、瘛病、癫痫、急性腰扭伤	掐
经外奇穴	印堂	两眉头连线之中点	前头痛、眩晕、鼻病、眼病、高血压、小儿惊风	抹、一指禅推、按、揉
	太阳	眉梢与眼外眦之间向后1寸许的凹陷处	头痛、眼病	抹、一指禅推、按、揉
	十七椎	腰部,当后正中线上,第5腰椎棘突下	腰腿痛	扳、擦、按
	十宣	两手十指尖端,距指甲约0.1寸许	用于急救,如昏迷、中暑、小儿惊风、瘛病、癫痫发作等	掐
	鹤顶	膝上部,髌底的中点上方凹陷处	膝关节肿痛、下肢瘫痪	按、揉、点
	肩内陵	垂肩,腋前纹端与肩髃连线中点	肩关节酸痛、运动障碍	一指禅推、擦、拿、按、揉
	桥弓	颈部两侧大筋处	肩关节酸痛、运动障碍	推、揉、拿
	四神聪	百会穴前后左右各1寸处	头痛、眩晕、癫痫、精神病	
	鱼腰	眼平视,瞳孔直上眉中心凹陷处	角膜翳、角膜炎、睑缘炎、面神经麻痹、眼肌麻痹	
	球后	眼平视,眼眶下缘外1/4与内3/4交界处	同睛明穴(见膀胱经)	
	翳明	乳突下缘、翳风穴后1寸处	近视、远视、夜盲、白内障、失眠	
	安眠	翳风穴与风池穴之间	失眠、偏头痛、精神分裂症	
	牵正	耳垂前0.5~1寸	面神经麻痹、口腔溃疡	
	止泻	脐下2.5寸	痢疾、肠炎	
	子宫	中极穴旁开3寸	子宫脱垂、月经不调、子宫内膜炎、妇女不孕	
	定喘	大椎穴旁开0.5寸	哮喘、支气管炎、上肢瘫痪	
	腰眼	第4腰椎棘突下旁开3.5寸处	腰痛、睾丸炎、妇科病	
	胰俞	第8胸椎棘突下旁开1.5寸处	糖尿病、肋间神经痛、胸膜炎、支气管炎、呕吐、腹痛	
	华佗夹脊	第1胸椎棘突下至第5腰椎棘突下,每椎棘突下旁开0.5寸处,计17对,左右共34穴	肺结核、哮喘、胃肠病、肝胆及泌尿生殖系统疾患、神经衰弱、腰背痛、肢体瘫痪	
	四缝	第2、3、4、5指掌面近端指关节横纹中点	疳积、百日咳	
	八邪	手背有相邻两掌骨小头之间,左右共8穴	指掌关节炎、手背红肿、麻痹、头痛、牙痛、蛇咬伤	
	落枕	手背第2、3掌骨掌指关节后约0.5寸处	落枕、肩臂痛、胃痛、咽喉痛	

经络	穴名	取穴方法	主治	按摩手法
经外奇穴	腰痛	手背指总伸肌腱的两侧，腕背横纹下1寸处，一手两穴	急性腰肌扭伤	
	二白	腕横纹中点上4寸，一穴在两筋之间，一穴在筋外之桡侧	痔疮、脱肛、前臂神经痛	
	膝眼	髌骨尖两旁凹陷处(外侧凹陷处即犊鼻穴)	膝关节炎	
	阑尾	足三里穴下2寸处	急、慢性阑尾炎，抬腿无力，偏瘫	按、拿、揉、点
	胆囊点	阳陵泉穴下1横指处	急、慢性胆囊炎，胆结石、胆道蛔虫症	按、揉、点
	百虫窝	血海穴上1寸处	荨麻疹、湿疹	
	百劳	颈部，大椎直上2寸，后正中线旁开1寸处	咳嗽、哮喘、肺结核、支气管炎、项背痛等	
	海泉	口腔内，舌下系带中点处	舌缓不收、重舌肿长、喉闭、呕吐、呃逆、腹泻、消渴	
	多用穴	耻骨上缘中点略上2指处	多用于妇科病	
	耳尖	耳廓上之尖端，折耳取之	沙眼、角膜翳、偏头痛、耳聋	